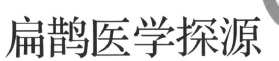

扁鹊医学探源

◎

樊佳如

吕俊知

著

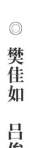

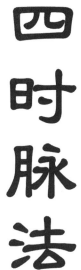

四时脉法

湖南科学技术出版社

序一

"四时脉法"，源于内经，旨在通过春夏秋冬四季脉象不同的变化，探查人体的病因、病性、病位，予以调治。其中蕴含更深层次的含义及脉理，后世却未加发掘，以至这一中华医学瑰宝几近失传。诸君反复研读内经及相关著作，查阅历代医学文献，结合自身临床心得，历时数载，终于撰成是书。全书五章，从脉法溯源开始，到临床应用、案例分析，剖析四时脉法与辅行诀及与失传古脉法的关联，引经据典，归本溯源，条分缕析，层次分明。书中既总结阐述了内经四时脉法深层次的概念及脉法规律，又结合临床，赋予了四时脉法的实用性。

古语云：不为良相，宁为良医。良医者，济世活人也！学海无涯，天道酬勤，诸君苦学岐黄之术，传承发扬中医，乃学中之翘楚也。今薪火相传，集成是书，赠与同道，或能获益一二，实乃作者之幸事！

时庚子年春张瑞明序

序二

对于中国传统文化的热爱，源自于我儿时，长大后研究它们就成了我的业余爱好。经过多年的反复解读，我逐步体会到了古人的思维方式，掌握了认识阴阳的术数模型，后来在研究阴阳本源的过程中涉及五运六气，于是就开始专门深入中医领域之中，但是在阅读中医经典《黄帝内经》（以下简称《内经》）的过程中，发现后人对《内经》的解读，往往无法契合我所掌握的理数模型，很多注解往往带来很大误导，于是开始尝试用自己已有对阴阳的认知去解读《内经》。

我于2014年开始，在自己的博客上发表对于《内经》的系列解读文章，原本只是作为个人的体会分享，但是随着解读的逐渐深入，博客影响越来越大，发现很多解读与当今的认知有着根本的不同。在这几年的解读中，我越来越发现中医有着严密的理论体系，而且这个体系自创立之时就是完整自洽的。很多时候，我对"内难"的解读有一种在"拼图"的感觉，只要找到方法，从正确的角度去切入，就会发现看到的"图景"越来越多，每一次的新发现都是基于前一次的认识，它们都能互相验证勾稽在一起，前后呼应，这种感觉就好像我小时候读《福尔摩斯探案集》那样，我们的主人公福尔摩斯先生，总能够从蛛丝马迹中获得线索，然后用他的"演绎法"层层推演得出真相。《内经》理论的严密互恰性也是如此，有时候，如果我想按照自己想法改动一个词语的概念解释，以此来附和某种解释（这种认识往往是外来的影响，比如某人的注解等），很多时候必然会被经文中另一个概念所否定，两者之间出现矛盾。于是我不得不尊重那个

"概念"并重新审视自己的理解问题，用自己掌握的方法去演绎，就会发现原来前后两个概念是一致的，互相联系，互为勾稽的。举个例子来讲，比如扁鹊脉法谈到过独特的三阴三阳时概念，其中很特别的是提出"夜半太阴时"，很多研究者对此是持否定态度的，他们都认为夜半自然是子时，子乃少阴，于是认为它反映了魏晋前各医家的不同见解。这是一种貌似合理但是极其错误的思想，在这种观点的指导之下，你将永远无法入中医之门。中医源于道学，技法固有不同，理论只有一脉，扁鹊也好，仲景也好，他们都是道家学术的传承者，他们是一脉相承的，他们之间不同的论述是出于不同角度的阐述，这恰恰是我们得以一窥中医全景的绝佳途径。对于这个问题，刚开始我也有困惑，后来在解读卫气运行的规矩中，发现卫气运行的规律，卫气每二刻必然在手太阴要与营气相会，夜半营卫大会于手太阴，因此扁鹊论述夜半为太阴时是正确的，而且《内经脉解篇》亦云"太阴，子也，十一月万物气皆藏于中"。解开这一点后，我又从卫气的运行规律来解读，顺势解开了三阴三阳时的运用，它竟然在张仲景的《伤寒论》里。《伤寒论》中太阴欲解时是亥子丑，正是夜半太阴时，可以说整部《伤寒论》都在围绕营卫生会规律做文章。

这些年来，我深刻认识到阴阳才是中医的"核心"，中医的一切概念体系都是围绕阴阳展开的。但是现代，我们却对阴阳产生了误解，认为它只是一个哲学上的概念，是形而上的。但是阴阳并非仅仅是存在于形而上，它亦是形而下的。在《内经》中完美地展示了阴阳是如何自上而下，深入结合人体，来阐述生病机理的。记得博客中有一位"烟台碧云"博友在看到我博文中经常提出阴阳法则就很不认同，点评表示中医要废弃阴阳，因为阴阳无用。我想这代表了一大批学中医或者教中医的人的普遍观点，认为阴阳是陈腐的、古老的哲学观，于当今振兴中医无益甚至有害，需要抛弃。于是，我就专门撰写了《中医的阴阳法则》系列博文，目的是展示如何才能认识阴阳，如何才能运用阴阳法则去理解中医。这很重要，因为我本人就是这样一步步地去解读中医的。可惜，目前对此系列文章，能有深刻认同的人很少，几乎无人对此与我有交流，实为一憾，希望此书出版后，能有更多的人能重新认识阴阳。

阴阳是循环的圆，阳进阴退，如环无端。万物都在这个圆环中沉浮，如何分析这个无端的环？需要有一种方式可以破开这个环，于是古圣提出了一个重要原则——"圆出于方，方出于矩"，这个原则记录在《周髀算经》之中。方是四边形，古圣以春夏秋冬描述，以象入手，要注意这个"象"是指五行而非很多人认为的"八卦"，圣人以此教授于后人，言简而意深。矩是三角形，古圣以三分阴阳而得三阴三阳，这样就能破开圆环，分开研究论述，才能讲得清楚。于是你会看到《内经》处处以三阴三阳来观察人体，来论述病情。有人会问，中医不是以五行为中心吗？是的，但是五行其实就是四方加内含的一个中心，这样五行与四时相合，而三阴三阳中火有二，于是五行又合三阴三阳，整个体系就完全联系起来。所以，你要理解中医，你就必须要把握阴阳，学会用阴阳去认识人体。这种原则和方法，听起来容易，但是却需要不断地训练的。

谈到此书的缘起，由于本人不是专业从医，写文章开始也只是分享读书心得，没有想过出书，是那些对中医学习有着困惑的爱好者及中医医生们不断催促我出书。他们都对学习我的文章感到受益匪浅，认为打开了重新认识中医的一扇大门，越来越多的博友鼓励我能够出书，集结博客论述。但是我认为如果只是博客文章的合集，并无多大意义，而一本结合博文体系和中医临床的专著，能更好地传播中医。也是机缘成熟，2019年，我博文爱好者，以前我们只是在 QQ 上交流的吕俊知医师亲自来上海拜访我，与我详谈对当今中医状况的认识，以及运用我的理论，发现验证失传四时脉法的临床体会。我们一致认为，需要将这一优秀的脉法广泛传播，于是合作出书的想法愈来愈明晰了，经过数个月的合作写作，一本专论四时脉法的书籍终于面世了。

今天大家见到的《扁鹊医学探源——四时脉法》，分为理论与临床医案两部分，理论部分主要由我撰写，而临床医案则由中医医师吕俊知提供。对于此书的阅读，我建议你不要只看见医案，这固然重要，能够指导你实践，但是重点要放在前面的理论部分。在那里，你能看出我是如何运用阴阳法则来推演四时脉法的，是如何自《内经》论述中，抽丝剥茧地拼出四时脉法的，这才是重点。我希望从此书中，大家还能够树立一个学习中医的正确观念。对的，是观念！就是你们必须要认识到中医技术可以有经验积累，但是中医理论不是经验的积累，它自诞生起就有着一套完整严密的理论体系，有着可以用模型来认知和推演的体系，古人称之为"度量"。这在《素问·疏五过论》有一段很精辟的论述："圣人之治病也，必知天地阴阳，四时经纪，五脏六腑，雌雄表里，刺灸砭石、毒药所主，从容人事，以明经道。贵贱贫富，各异品理，问年少长，勇怯之理，审于分部，知病本始，八正九候，诊必副矣。治病之道，气内为宝，循求其理，求之不得，过在表里。守数据治，无失俞理，能行此术，终身不殆。不知俞理，五脏菀热，痈发六腑。诊病不审，是谓失常，谨守此治，与经相明：《上经》《下经》《揆度》《阴阳》《奇恒》《五中》，决以《明堂》，审于《终始》，可以横行。"《扁鹊仓公列传》也有类似论述："扁鹊虽言若是，必审诊，起度量，立规矩，称权衡，合色脉表里有余不足顺逆之法，参其人动静与息相应，乃可以论。"有了正确的观念，你才能有正确的研究观察角度，你才能得到真正的《内经》传承，而不是以错误的研究来扼杀中医，否则那真如伟人所言"如果立场站错了，知识越多越反动"，这也正是当今研究中医领域的一个普遍不良现象：国家每年投入中医领域大量的财力物力，确没有什么优秀成果出现，研究成果似乎很多，离道却愈远。

我一直认为古代中医的一些重要典籍可以因为各种刀兵灾劫而支离破碎，濒临失传，但是中医的传承绵延不绝，不会中断，就看你如何能够契合古圣之心。如果你真能够与古圣印心，那么即便只言片语，你也会得传其道，当然这个难度也是相当地大。古圣从来没有私藏其道，但的确不会乱传，正如内经所言："得其人不教，是谓失道。传非其人，慢泄天宝。"能得传其道，那么你就是那个"其人"。愿广大中医爱好者，都能成为

"其人",发扬我中医文化,小则能够自保,大则能疗民疾,此我所愿也。

此书撰写之时正是我们的春节期间,我们的中医界人士正在党和国家的号召下,为抗疫贡献着自己的力量,并取得了很好的成果,让国人重新认识到了中医。与此同时亦正好迎来了我女儿的出生,对我而言这真是一个很有意义的新年,如果女儿她将来也能对中医感兴趣,进而成长为一个能疗民疾的好中医,我想,这将是我写此书能收获的最惊喜的一个礼物吧。

樊佳如

庚子年三月廿八于上海

序三

《素问·宝命全形论》："天覆地载，万物悉备，莫贵于人。人以天地之气生，四时之法成。"《内经》《难经》《伤寒杂病论》代表的中医诊疗体系是以阴阳、四时五行、干支河洛、五运六气为核心架构，来从整体上观察人之生、老、病、死的生命活动规律的时空医学。因此"望、闻、问、切"四诊在临床运用中必定要符合中医学的时空特性。《内经》中所载的几种脉法全是如此，故四时脉法亦可称作是运气脉法，是五运六气系统中主运主气脉法。

《难经》云："望而知之谓之神，闻而知之谓之圣，问而知之谓之工，切而知之谓之巧。"可见，在《内经》《难经》时代的医生看来：脉诊并不是十分高明的诊断技法。反观现代的中医临床，即便是排在最后的脉诊运用得也是一塌糊涂、毫无章法，完全失去故圣经典中"平脉辩证"的意义。

我发心复原四时脉法是有偶然性的。那时我正一心学习和研究运气学说，无意间在网上读到樊佳如先生的文章"辨五脏盛衰脉法"。樊老师虽非专业中医人士，但其对传统文化的理解很深刻，该文详细推论了四时五行在干支系统的流转规律，文末提到期望中医界有志之士能复原这几近失传的古中医脉法。当时我读完文章后感触颇深，随即开始了复原四时脉法的工作。在参阅了许多历代大家的脉书、医案、杂论等著作后发现，医案方面只有《史记·扁鹊仓公列传》记载的仓公二十五病案中有几例珍贵的四时脉法案。后世包括《脉经》在内的诸多著作对四时脉法的记载只是在

"内、难"的理论上做泛泛的解析,对临床怎样运用只字未提。可以说除了仓公的那几例古病案外,再没有其他资料供我参考研究,这对当时四时脉法的复原工作带来极大的困难。某日中午我应邀参加宴席,因不善饮酒独自无趣,遂拿笔纸上画图,机缘之下顿时有了思路。在樊老师的"子午流注"系列文章中的启发下,几日后四时脉法雏形出现了。在得到樊老师的肯定与鼓励下,我欢喜异常,开始进行四时脉法的临床验证。我遵《内经》"五日为一候,三候为一气"为法则,连续十五天摸自己的脉象。在这十五天的时间里,我每日喝茶、听琴、少思绪、少活动,从辰时到戌时不间断地察脉记录,当看到自己的脉象变化与四时变化相应时,顿感故圣诚不欺我!

四时脉法与《辅行诀》、"子午流注"相结合用于临床疗效惊人,因为此三者同为四时五行理论体系下的诊法、治法。《辅行诀》传承于《汤液经法》,书中对五脏虚实症状的描述、"汤液经法图"中体味-用味-化味与《内经》里的五脏虚实及五味补泻是一脉相承的。如由《辅行诀》"肝木以辛补酸泻"与《素问·至真要大论》"木位之主,其泻以酸,其补以辛",可见二书之间的传承脉络。"子午流注"亦是传承于《灵枢》中的针法理论,"子午流注"针法是在干支系统内以四时五行为规矩,以五子相生来推演当下时辰所开之穴,下针祛疾。

2019年冬,山东中医药高等专科学校的王家鹏教授帮我举办了四时脉法的首次宣讲培训会,期间结识了安徽省中医医院针灸科孟超医师,在与孟大夫的交流沟通中我决定将四时脉法著书公布于世!因四时脉法得以成功复原结缘于樊老师的文章,培训会结束后我便与孟大夫南下上海,面见樊老师共商合作出书事宜。在此衷心感谢参加"众筹出书"的各位朋友的鼎力支持,使《四时脉法》得以顺利出版。

吕俊知

辛丑年丙申月于烟台

目录

第一章 四时脉法的理论溯源

第一节 对于四时脉法的困惑

《内经》诸多篇章多次提及"四时五脏脉"（本文简称四时脉）的形态与诊断意义。如《素问·阴阳别论》云："鼓一阳曰钩，鼓一阴曰毛，鼓阳胜急曰弦，鼓阳至而绝曰石，阴阳相过曰溜。"《素问·平人气象论》云："春胃微弦曰平……夏胃微钩曰平……长夏胃微软弱曰平……秋胃微毛曰平……冬胃微石曰平。"《素问·玉机真脏论》云："春脉如弦……夏脉如钩……秋脉如浮……冬脉如营。"《素问·宣明五气论》云："肝脉弦，心脉钩，脾脉代，肺脉毛，肾脉石，是谓五脏之脉。"《素问·脉要精微论》云："以春应中规，夏应中矩，秋应中衡，冬应中权。"后世一般都遵循《内经》的说法，将四时脉分为弦、钩、代（缓）、毛（浮）、石（营）五种。但"钩脉"之名称已少用，代之以洪脉。明·李中梓在《诊家正眼》说："钩即是洪，名异实同。"本文遵循《内经》原文，在后文中主要用"钩脉"之名称。

根据《内经》记载，脉有平、病、死脉之别，故其形态亦有不同。平脉即正常人的脉象。关于平脉的形态，《素问·平人气象论》和《素问·玉机真脏论》有详细的描述。《素问·平人气象论》特别强调平脉应有胃气。脉有胃气，则现柔和、从容、和缓之状。见表1-1。

然而，后世对其理解则不尽相同，有人认为"四时脉"是没有实体的虚拟，也有人认为"四时脉"因不适合现代中医临床而被寸口脉法所淘汰，因此，目前"四时脉"在临床上很少应用。章增加教授曾对四时五脏脉法的研究做出过总结，认为"近年来的许多著作和教材都将《黄帝内经》四时脉理论，解释为在其相应的季节气（功能）旺盛，或疾病多发，或疾病缓解，不仅阐述自相矛盾，而且脱离临床实际。"主要表现以下几点。

表1-1　　　　　　　　　　　五脏四时脉

五脏	四季	平人气象论	玉机真脏论
肝	春	软弱招招，如揭长竿末梢	春脉者，肝也，东方木也，万物之所以始生也，故其气来软弱，轻虚而滑，端直以长，故曰弦
心	夏	累累如连珠，如循琅玕	夏脉者，心也，南方火也，万物之所以盛长也，故其气来盛去衰，故曰钩
脾		和柔相离，如鸡践地	脾脉者，土也，孤藏以灌四傍者也。善者不可得见，恶者可见
肺	秋	厌厌聂聂，如落榆荚	秋脉者，肺也，西方金也，万物之所以收成也，故其气来轻虚以浮，来急去散，故曰浮
肾	冬	喘喘累累如钩，按之而坚	冬脉者，肾也，北方水也，万物之所以合藏也，故其气来沉以搏，故曰营

一、认为五脏之气分别旺于所主时令，即肝、心、脾、肺、肾之气及功能，分别会在春、夏、长夏、秋、冬最旺盛。如《中医藏象生理学》提出："肝气在春季最为旺盛""心气在夏季较为旺盛""脾气在长夏季节最为旺盛""肺气在秋季较为旺盛""肾气在冬季最为旺盛"，很多教材和著作都持有此种认识。

二、五脏在所主的时令易患疾病按常理分析，在某个脏腑之气，或功能最旺盛的季节，该脏应该不容易患病。然而，持五脏功能旺于相应季节的作者，又产生了该脏在相应季节易患疾病的认识。如《中医藏象生理学》："每年夏季，火在天为热，在人则以心病较多为特点""秋季……肺系疾病较多、春季……在人体以肝病较多、长夏季节也多见脾的病变、冬季气候异常，亦先伤肾，多见肾的病变。"此外，同一作者由于立论依据不同而得出自相矛盾的结论，如《中医藏象与临床》："生理上夏季心的阳气较为旺盛，病理上则由于夏季气候炎热，火气偏胜，因而心的病变多见。"但又说："心属阳而主火，而寒邪属阴，为水性之气，故在诸脏中，心畏寒畏水较为突出。"而且推演到地域方位："由于南方气候炎热，表现于人体则为血脉流畅，面色红润，因而反映心的功能较旺盛"，"而在北方的地域，心的功能则相对较弱"，按此推理，心的病变应该冬季多见，而不是在炎热的夏季。另外，我国北方内陆地区夏季的气温往往高于南方沿海地区，而且医学文献没有北方人群的心功能弱于南方人群的记载。因此这一说法也是没有事实依据的。

对于为什么五脏在所主的季节多发疾病，解释大致有二。一是同气相求，如《中医藏象生理学》："肝与春气相通应，是由于同气相求，肝气在春季最为旺盛，而在春季也常见肝之病变"。《中医藏象与临床》："脾为太阴湿土，自然界与人体之湿同气相求，故发病以脾胃症状多见"。二是本气相胜自伤，《中医藏象生理学》："肾与冬气通应，但本气相胜必自病"这两种解释缺陷在于：一是理论不能自圆其说；二是与临床实际并不符合，从而不能使人信服。显然，无论何种解释，在五脏之气，或功能旺盛的季节反而本脏易患疾病是自相矛盾的解释，而且根据这种解释，不主时的脾与四时之间的发病关系又该作何解释呢？

三、五脏在所主的时令疾病好转。还有人认为五脏在所主的季节里，由于接受自然界之气的滋润，因此五脏疾病可以好转。如成教中医药专业中西医结合专业教材《中医藏象学》："夏季心的功能最为旺盛，如果心脏有了病变，则适逢夏季阳热之气，能使病情好转。肺气也旺于秋，肺病在秋季得自然界之气的滋助可以好转。脾气旺于长夏……脾病在长夏季节可以好转。肝的病变在自然界之气的滋润下，在春季可以好转。肾的病变，在自然界之气的滋润下，在冬季可以好转。"此说同样脱离临床实际，将疾病的发展与转归简单化。

四、五脏主时主次论。有人通过实验研究对肺应秋进行理论探讨，得出某脏在主时的季节起主要作用，其他脏则起到协助作用而处于从属地位的结论。"五脏分主五时，在秋季，肺脏起主要的调控作用，显示出调节的积极主动性。其他四脏都必须配合肺以肃降为主的调控功能，如肝主疏泄、主藏血，心主血脉、藏神，肾主水、藏精、主纳气，脾主运化、主统血、升清等，都必须在肺的统一支配下在协同或制约中维持机体气血津液的内敛、潜藏、应秋的规律。""在非肺所主的时令，肺处于从属地位，协助或抑制其他四脏以维持机体应时而变的调节稳态。在冬季，肾的封藏起主要作用，肺气的治节作用处于从属地位；在春季，肝主升发处于主导地位，肺肃降作用相对减弱，以减少对肝升发的抑制作用；在夏季，心阳盛长起主要作用，肺气的治节作用处于从属地位。"这些认识同样属于臆测，理论不能自圆，也没有临床实践的支持。即使可以证明肺应秋规律的存在，也不能推演到其他四脏的应时规律。

五、实验研究五脏应五时理论的实验研究资料很少，其研究结论并不支持上述观点。有人通过实验研究证实肺在秋季肃降功能增强，而宣发功能减弱。也有通过实验研究得出："人类生殖功能在冬季是减弱而非增强"的结论。

六、以五行生克理论，解释五脏之病的传变与轻重。当代诸多著作除了上述自相矛盾的解释之外，还以五行生克规律为依据解释五脏疾病的轻重、多发与季节的关系。以肝为例，《中医藏象生理学》认为："肝的功能在属火夏季和属土之长夏季节较强；在属金之秋季，肝的功能较弱；在属水之冬季，肝的功能又渐旺。肝病多在夏季缓解，秋季加重，冬季会出现相持的状态。"还认为秋季易发肝脏疾病，由于肝气在秋季较弱，所以肝易于秋季发生病变。若此说得以成立，却又与之前所说的肝气在春季旺盛，故春季多肝病之说自相矛盾了。

七、五脏患病后轻重、转愈规律与季节关系之论述是来源于《内经》的。在古代科技水平落后的情况下，《内经》借助五行生克理论解释疾病轻重转愈规律。如《素问·藏气法时论》"五行者，金木水火土也，更贵更贱，以知死生，以决成败，而定五脏之气，间甚之时，死生之期也"。

以肝为例："病在肝，愈于夏，夏不愈，甚于秋，秋不死，持于冬，起于春"，与时辰的关系"肝病者，愈在丙丁，丙丁不愈，加于庚辛，庚辛不死，持于壬癸，起于甲乙。肝病者，平旦慧，下晡甚，夜半静"，并进一步解释其机理"邪气之客于身也，以胜相加，至其所生而愈，至于所不胜而甚，至于所生而持，自得其位而起"。根据《内经》这一理论，不仅说明五脏病情与五时的转愈、加重的关系，还可用以说明五脏疾病轻重与月、日、时辰之间的关系。可见类似认识只是抄袭《内经》而来，既无创意，又脱离临床实际。对于《素问·藏气法时论》之类的论述，《黄帝内经素问校释》一书指出："是根据脏腑阴阳合于人形，法于四时五行的规律而推演出来的，这一理论，有待于临床实践中进一步观察。"

章增加教授在总结了上述四时脉的研究困境后，提出了自己的看法，认为："上述当代诸家关于五脏功能、发病、患病后轻重转愈与五时关系的解释，既曲解了《内经》这一理论的实质，又不符合临床实际，而且没有体现中医藏象学发展的时代性。《内经》五脏应五（四）时的理论，是在《周易》理论指导下，强调天人合一的关系，人的生理、病理与时空变化相应，治疗用药应参考季节气候变化，并借助五（四）时的气候现象说明五脏的生理功能和生理特性，才是这一学术思想的真谛。比较典型的是：借助春气生发的特点阐述肝的疏泄气机的功能；借助秋季肃杀的特点阐述肺气肃降的生理特性；借助冬季寒冷，动物冬眠阐述肾藏精的功能；借助土生万物而法天地说明脾统四脏而为后天之本，等等。笔者曾经指出：《内经》五脏主五时的理论本是根据《周易》和五行学说推演而来，借以说明天人合一的学术思想，并不是五脏功能在各主时令最旺盛的真实反映。事实上，中医学在《内经》时代利用五行学说构建了五脏生命体系，之后随着历代医家临床实践的深入，尤其是现代科技的进步，现在已经完全可以，而且已经做到了根据五脏之间的生理、病理联系来解释其病理变化。人体生理、病理与四时、日节律之间关系的研究也逐步深入、明确，因此完全不必再囿于五行生克乘侮之说。如果说《内经》时代，古代医家借助五行生克关系推演五脏疾病的多发、轻重与季节、月、日的关系，是当时科技落后的无奈之举，那么在现代科技相当发达，中医（包括现代医学）对五脏生理、病理与季节、日节律的关系认识较为深刻的情况下，脱离临床实际，还以五行生克关系作为解说五脏季节多发病，以及疾病传变、轻重的依据，不能不说这是一种倒退。对古代的中医理论是毫无选择的全盘继承，还是进行合理的扬弃？是从事中医教学、理论和临床研究者必须要面对的问题。没有合理的扬弃，就没有创新和发展。为了提高藏象理论对临床实践的指导意义和体现藏象理论发展的时代性，对于经过长期临床实践检验，不能有效指导临床实践、提高临床疗效的理论应该不再纳入研究范围和编入教材。"

可以说章教授提出了问题，却以一种"回避"的方式来解决问题，轻率地认为四时脉法是落后的，需要被替代的，而非知难而上去研究解开问题，这也是当今中医学研究的一个比较普遍的态度，中医理论于是就这样被一片片的"割舍"了，最终结果只能是"存药废医"的结局。

当然也有医家十分重视四时脉所蕴含的科学性，认为应该继续深入研究。如杨传绪指出："四时脉所显示的有规律的脉象变化，有其物质基础及一定的客观条件，并非是古人所主观臆断的构想和纯粹的演绎"。但是如何进一步以四时脉指导临床实践却没有更深入的论述。造成目前这种研究的困境局面，主要是因为对《内经》经文论述有不正确的认识，归纳起来主要有以下几种认识上的误区。

一、注意到《黄帝内经》脏时的配属关系主要有两种说法

1. 五脏四时论，即脾不主时或脾主四时，而其他四脏肝、心、肺、肾分别对应春、夏、秋、冬四时。

2. 五脏五时论，这种说法将一年分为五季（春、夏、长夏、秋、冬），脾主长夏。由于无法认识脾胃的特殊性，在以上两种不同的脏时相配关系中，很多研究者认为脾不主时而分主四时与脾主长夏的说法是明显存在矛

盾的。于是不少人就由此推论《黄帝内经》非一人一时之作，是不同医学流派的集合，表明了中医是经验医学，是古人不断修正累积的结果。因此四时脉理论自然因为"早期性"的缘故，"自然"是不完善的脉法，属于古人的"构想"，自然显现出原始粗糙而无法运用于实践。对于脾胃的特殊性的认识误区，我们会在第二节中进行论述。基于上述认识，很多学者就进一步认为原始的四时脉法自然会被后来的寸关尺脉法所代替了。这个推论把四时脉法与寸关尺三部脉法对立起来，前者成为被替代的对象，但是我们的研究结果却表明四时脉法是基于寸关尺三部的，这个问题会在后面第三节进行论述。

二、机械的从现代科学的观点去解释

有学者认为人体脉象呈现春弦、夏钩、秋毛、冬石的节律变化，主要是适应外界气温和气压变化的结果。如"冬天气温低，气压高，气温低则人身经常处于拘束状态，脉呈紧象；气压高，血液流向体表的阻力大，故脉沉。这就造成了沉紧有力的冬脉，状如石。一到春天，气温渐高，气压渐低，脉由沉紧转为浮浅，但仍带紧张之势，故春脉微弦。夏季气温高，气压低。气温高，则人体易出汗，脉管易扩张；气压低，血液流向体表时，受到外界的阻力小，就造成了夏天脉象洪大，来盛去衰，似钩状。秋天气温转低，气压渐高，人体出汗减少，血液流向体表不如夏日盛，但脉管仍有扩张的余势，呈现轻虚飘浮之感，故曰秋脉似毛。"这种貌似"科学"的观点必然产生"四时脉"不能实用的认识，认为人一年四季只有这四种脉，一季只有一种脉，这种认识明显无法在中医临床诊疗中运用的。那么四时脉法真的就是大家所理解的那样吗？接下来的第四及第五节里，我们就这种错误认识做一个具体的论述。

第二节　脾胃太阴阳明的秘密

《素问·玉机真脏论》在论述春夏秋冬四时脉象后有段话，"帝曰：四

时之序，逆从之变异也，然脾脉独何主。岐伯曰：脾脉者土也，孤脏，以灌四傍者也。帝曰：然而脾善恶可得见之乎？岐伯曰：善者不可得见，恶者可见"，这段话揭示了一个大关键，为何五脏有五而四时脉只言四？这是因为脾脉不主时！就是说肝春心夏肺秋肾冬四时，没有时与脾对应，因此云"脾是孤脏，脾灌四傍"，就是脾主四季末。

《素问·太阴阳明论》云："帝曰：脾不主时，何也？岐伯曰：脾者，土也。治中央。常以四时长四脏，各十八日寄治，不得独主于时也。脾脏者，常著胃土之精也。土者，生万物而法天地。故上下至头足，不得主时也。"经文明确地说明了脾不单独主旺于一个时季，分别寄旺于四季十八日。即脾脏分属春、夏、秋、冬四季，旺于每季的后十八天。如此一来，每季减去十八日后各剩七十二日，则五脏每年所旺的日数正好相等，平分一年。《素问·刺要论》云："脾动则七十二日四季之月。"王冰注为脾旺于三、六、九、十二月之末十八日，与上述经文是一致的。因脾的功能是经常转输胃土的水谷精微，效法自然界之土生养万物一样，四时之气全赖其养，是从上到下，从头到足输送水谷精微于全身各部，故它是旺于四季，并非单独有个时季，因此谓脾不主时。

脾不主时而分主四时的理论在中华古文化中是有一脉相承的。《管子·四时》就已提到："中央曰土，土德实辅四时入出，以风雨节，土益力。土生皮肌肤，其德和平用均，中正无私，实辅四时，春嬴育，夏养长，秋聚收，冬闭藏。"这段文字体现了土的德性是辅佐四时运行，而不独主于某一时。《白虎通义》中说："木非土不生，火非土不荣，金非土不成，水非土不高。"《淮南子·天文训》中也有四季属土德的理论："甲乙、寅卯，木也；丙丁、巳午，火也；戊己，四季，土也；庚辛、申酉，金也；壬癸、亥子，水也。"这是用天干、地支分配五行和四季，戊己二干配土，主四季。《灵枢·五禁》曰："戊己日自乘四季"，皆是"脾不得独主于时"思想的反应。

脾土长养四季，故而又称季夏。《素问·风论》"以季夏戊己伤于邪者为脾风"。《灵枢·本神》"肾盛怒而不止则伤志……死于季夏"。《灵枢·五音五味》"脏脾，色黄，味甘，时季夏"等记载，可知五行土而居于孟仲季的季月又可称为"季夏"。但是《内经》又有"脾主长夏"的论述。《素问·脏气法时论》讲："脾主长夏，足太阴阳明主治。"《素问·五常政大论》云："备化之纪，其藏脾，其应长夏。"《内经》中关于长夏的论述往往使人困惑。长，当读 zhang。王冰注曰："长夏，谓六月也。夏为土母，土长于中，以长而治，故云长夏。"王冰将"长夏"注释为农历六月，后人医家基本都从之。但又奇怪既有季夏又何来这长夏之说？有研究者认为一年四季春、夏、秋、冬，原无长夏之季，古人因以五行与时令相配而设长夏之令，位居一年之中，约农历六、七月，属五行之土，且长夏之令正值暑气多湿之时，而脾居中焦，也属五行之土，其性喜燥恶湿，湿易困脾与长夏暑湿之令相应，故谓"脾主长夏"。但是既然春夏秋冬四时已将12个月占尽，脾旺三、六、九、十二月，而长夏却可以重叠于夏末秋初六月之时，这不奇怪吗？一个旺于四季末，是"季夏"，一个重叠于夏末秋初之时，为"长夏"，这样的结构，如何又能让我们认同"季夏"等同于"长夏"之说？

经文为什么一会儿云"脾不主时"，一会儿又云"脾主长夏"？学者们往往认为两者是等同的，因此试图百般解释，却是越解释越不清楚。于是有些研究者就认为：《黄帝内经》非一家所著，而谈的角度不一，故所述不尽相同，但二者均有一定指导意义而并存。"脾不主时"以强调脾的转输功能的重要性，是偏于生理功能。胃乃"水谷之海"，犹兵家之饷道，是水谷精微化生之源泉，然必通过脾的转输才能到达人体各部。因此要使四肢能用、肌肉丰满、筋骨健壮、各脏器组织能发挥正常的功能活动，则全赖于脾胃的共同作用才能完成。故《素问·太阴阳明论》中也强调了"脾为胃行其津液"的功能。可见脾胃两脏在饮食物的消化、吸收和输布过程中各有所司而互相配合，是机体获得必不可少的营养补给的必备条件。脾在四季各有十八日再加上其他四脏主时，每脏所主七十二日，合成一岁。所以十八日的具体数字可作参考，非绝对。《金匮要略·脏腑经络先后病篇》指出："四季脾旺不受邪"，则是在"脾不主时"基础上更精辟而具体地说明了脾胃为后天之本的特殊地位。由于"脾旺"则后天供养充沛，机体抗病力亦强，也是"正气存内，邪不可干"的一个方面。因此"脾不主时"是与"脾胃为后天之本""气血生化之源"的重要作用分不开的。而"脾主长夏"居一年之中，属五行之土，有生长转输的生理功能，但其突出的意义是长夏暑湿与脾土喜燥恶湿易被湿困相合，此论应从脾的病理角度理解更为妥切。结合临床实践，暑湿症见倦怠、肢软、身困、胸闷、头昏、纳呆、懒言之状也，每以芳香化湿、清暑利湿而获效。且暑湿之令胃肠疾病较多，虽与当令多食生冷有关，但因湿致脾不健运为主要因素。所以在《素问·藏气法时论》中也强调"脾苦湿，急食苦以燥之"。正说明了脾易受湿困的特殊病理变化。因此"脾主长夏"之说偏于脾的病理为多。

这种明显说不清楚，又想和稀泥的方式，最后只能是得出"因此，脾不主时和主长夏均对防病治病具有一定的指导意义和临床价值。"这种模棱两可，空洞无物的结论，并未解释为何有脾胃季夏长夏之不同。

其实季夏不是长夏，脾主长夏实乃是后人传抄错误，在四川成都老官山出土的"扁鹊遗书"中明确写到胃主长夏！这才是古代中医脾胃理论的正确论述。

于是我们就知道脾胃尽管都是土，但是脾是季夏之土，胃乃长夏之土，两者并不相同。何以土如此独特？因为土分"体""用"不同。《李虚中命书》对此有明确的论述"既曰水土俱生申，又曰土生巳，何也？水土生申，阴阳家之说也。土生于巳，医家之说也。盖五行之中，惟土分体用，厚德载物。居中不用者，土之体也。散在四维，如旺四季一十八日，土之用也。体生于巳，乘父母之禄。用生于申，继父母之位而生也。"可见脾乃土之用，胃乃土之体。居中之土乃阳明胃，是水谷之海，天干为戊土，其寄生在巳火之中，命理为戊禄在巳也。散在四维的脾为己土，己土长生在申，乃坤（含申未）之正位。脾为辰戌丑未四季土，称为"季夏"，不居中位而是寄于四季末，其与胃独主长夏之时，两者内涵是不同的。论四时，经文称春肝、夏心、秋肺、冬肾，脾四傍于四脏中，不独显。论五脏，乃春肝、夏心、长夏胃、秋肺、冬肾。这种独特的用法在成都老官山出土的《逆顺五色脉藏验精神》中就有验证，其文曰："心气者赤，肺气者白，肝气者青，胃气者黄，肾气者黑，故以五脏之气。"这里"胃气者黄"并非我们认为的"脾气者黄"，这不是古人不完善的医学理论发展，而是背后有着严密的术理逻辑。又曰："心出臂少阴，肺出臂太阴，肾出骭（足）少阴，胃出足太阴。"亦是秉承如此术理。可见古人著述中医经文，是有其严密理论体系支持的，用词严谨非经验之谈。启玄子王冰未点明戊己之别，虽注明六月为长夏时，却未指明胃为长夏，后人亦不察此中区别，致使混淆不清。这里再用下面的表1-2帮助大家理解脾胃在四时五脏理论中的区别：

表1-2 　　　　　　　　　　　　五脏与四时

五脏	主时	备注
肝	春	
心	夏	
脾	不主时，无脉	胃主长夏，胃脉代之
肺	秋	
肾	冬	

胃乃土之体不用而用脾土，怎么理解这句话在人体中的体现？《素问》云："脾脏者，常藉胃"就是对此的精确论述。《素问·太阴阳明脉解》篇已经解释了脾胃的体用区别。其云："四肢皆秉气于胃，而不得至经，必因于脾，乃得禀也"，四肢为"诸阳之本"，胃为阳，卫气充四支，因此四肢秉胃气，阳气入阳腑，但是胃气也要输至三阴，须借脾而得成。其云"足太阴者三阴也，故太阴（脾）为之（阳明胃）行气于三阴"，三阴即手足三阴，包括五脏，又曰："脾含胃土之精而游头足。（五）脏（六）腑各

因其经（脾）而受气于阳明。"这里就是胃为体而不用，用脾来行胃气于五脏之意。

《素问·经脉别论》云"饮入于胃，游溢精气，上输于脾，脾气散精，上归于肺。通调水道，下输膀胱，水精四布，五经并行，合于四时五脏，阴阳揆度以为常"。脾能散胃中水谷精华于五脏全身，胃中水谷精华必借脾脉而能上肺，脾胃紧密配合。脾藏荣，《素问·痹论》曰："荣者，水谷之精气也，和调于五脏，洒陈于六腑，乃能入于脉也"。荣自中焦而上输于肺，荣能泌津液以生血，气血五输以入脏腑。五经者，五脏为正经也。这样水精才能入五脏合四时。《素问·太阴阳明论》云"脾病，不能为胃行其津液，四肢不得禀水谷气。日以益衰，阴道不利，筋骨肌肉皆无气以生，故不用焉"。

明白了脾胃太阴阳明的奥秘，大家就会理解，古来医理一以贯之，无有矛盾冲突，也无有新旧理论替代不断完善之说。马王堆汉墓帛书《阴阳十一脉灸经》载"太阴脉，是胃脉也"也是此意。可是有很多专家学者，如中国中医科学院首席研究员黄龙祥先生，因为不懂这里面的术理，认为帛书这句话表明"太阴脉先是胃脉，后来在《内经》中太阴脉变成脾脉，表明古人经脉理论的发展变化"，这完全是对先圣理论的误解和自以为是。在中医研究与教学领域的学者中，类似持这种错误观点的比比皆是，把中医理论搞得一塌糊涂。如果大家都认为中医理论是不完善的，是需要后来者不断补充修正的，那么中医必然沦为"补丁医学""经验医学"，中医的一切理论都将失去坚实的基础，这样的研究"认识"必然带来中医的没落。

古圣在四时脉法体系中，以胃代脾是有着严密逻辑的，这个逻辑就是阴阳分论，严格以阴阳来分别论述其理论的。脏为阴，腑为阳。春夏秋冬四时，配合肝心肺肾四脏，脾无位不配时。胃为阳腑，不属于阴脏，以胃配长夏，与四时分属阴阳不同，并不混淆，这里展现出四时与五行的配合问题。

第三节 四时脉与寸口

一、独取寸口

谈论四时脉与寸关尺的问题之前，我们先了解一下医书中"脉"的含义。经文中言"脉"，并非我们现在认为的指"经脉"的意思，而是指"相脉"或"脉诊"之意。汉墓中出土的几种"脉书"都是论述相脉之书。脉诊之法有多种，这在《难经·十六难》中有论述"脉有三部九候，有阴阳，有轻重，有六十首，一脉变为四时"。最简单的脉诊是十二经遍诊法，此法是诊十二脉的脉口，即十二经的原穴位置。因为原穴属于腧穴体系，因此古人也称为"切腧"或"诊原"。《外经微言》云"雷公问于岐伯曰：五脏六腑各有原穴，诊之可以知病，何也？岐伯曰：诊脉不若诊原也。雷公曰：何谓也？原者，脉气之所注也。切脉之法繁而难知，切腧之法约而易识"。

《难经·六十六难》详细论述了十二原，"曰：经言，肺之原，出于太渊；心之原，出于大陵；肝之原，出于太冲；脾之原，出于太白；肾之原，出于太溪；少阴之原，出于兑骨；胆之原，出于丘墟；胃之原，出于冲阳；三焦之原，出于阳池；膀胱之原，出于京骨；大肠之原，出于合谷；小肠之原，出于腕骨。十二经皆以俞为原者，何也？然：五脏俞者，三焦之所行，气之所留止也。三焦所行之俞为原者，何也？然：脐下肾间动气者，人之生命也，十二经之根本也，故名曰原。三焦者，原气之别使也，主通行三气，经历于五脏六腑。原者，三焦之尊号也，故所止辄为原。五脏六腑之有病者，皆取其原也。"

所谓"取其原"即包括诊原法，也包括直接针刺脉口的治疗法，大家经常会在《内经》经文中见到"刺足太阳"等文字，就是指刺脉口原穴或者五输穴，千万不要理解为刺整条经脉。现在经常看见一些所谓"名医"

刺满病人整条经脉，成了一个刺猬，这简直是在拿病人搏眼球，罔顾人命的胡闹。因为，诊原法主要围绕原穴位置，针刺也是围绕原穴五输，因此你会见到帛书《足臂十一脉》《阴阳十一脉》对手掌足掌，手指足指的描述不多，就是这个道理。这种论述特征，并非如同一些专家认为的反映了经脉概念形成之前不同发展阶段脉的特征（黄龙祥《老官山出土汉简脉书简解读》）。

诊原法比其他脉法简单明了，但问题是切十二腧口，需要互相比较才能得出何脉有病，比较费时，因此古圣提出其他诊脉法，即能涵盖十二脉五脏六腑，又省时，这就是独取寸口法。在《灵枢·动腧》中提出："经脉十二而手太阴、足少阴阳明独动不休"。随时能切的十二脉动，只有手太阴俞太渊，足少阴俞太溪，足阳明俞冲阳三处。另外《灵枢·本腧》指出足阳明上行别走人迎，属于奇经之任脉侧之动腧，也动不休，也可诊之，运用在人迎寸口脉法中。

在三处脉口中，《内经》又进一步提出"气口独为五脏主"。气口即手太阴脉口太渊俞。这其实与《难经》里"独取寸口"是一个意思。很多后人研究《难经》这个主张时，都误读文字，产生了文字障，以为《难经》这句话是指诊脉只需要诊寸口部就行，非但关尺部不诊，连其他脉口：太渊、冲阳、人迎都排斥在外。这是一种"死执句下"的偏执。要理解扁鹊为何提出"独取寸口"？因为切脉俞之口，其本意是诊对应的经脉情况。因此，切太溪诊足少阴肾气，切人迎冲阳诊足阳明胃气，只有手太阴气口太渊俞能诊五脏六腑气，全面概括，故而独取寸口。

《素问·五脏别论》云："帝曰：气口何以独为五脏主？岐伯曰：胃者水谷之海，六腑之大源也。五味入口，藏于胃以养五脏气。气口亦太阴也，是以五脏六腑之气味，皆出于胃，变见于气口。"经文很明确的解释了，水谷入胃为六腑源，谷有五味亦入胃，"足太阴者三阴也，故太阴（脾）为之（阳明胃）行气于三阴"，"四肢皆秉气于胃，而不得至经，必因于脾，乃得禀也"，"脾含胃土之精而游头足。（五）脏（六）腑各因其经而受气于阳明"。水谷精华都通过脾土的输出为用，养五脏气，这种气血的输出都要借助肺，脾输水谷精华上入于肺，洒与五脏六腑。从阴而论，荣血自然自手太阴输出循环，从阳而论，卫气亦借手太阴而归于心。帛书《十一脉灸经》中"臂太阴入心"即此理。荣卫气血滋养五脏六腑，都汇于手太阴。手太阴脉起于胃中焦，而脾为足太阴络于胃，都是"太阴"，故云"五脏六腑之气味，皆出于胃，变见于气口"。因此《内经》《难经》都提出以气口为五脏六腑之主，可以诊脏腑。

内难的独取寸口并不排斥其他脉口的切诊，例如《内经》就载有人迎与寸口配合的切脉法，多方脉口的配合切诊会提供更丰富更完整的人体信息。其实内难理论同源，不存在矛盾，研究者黄龙祥先生也指出其实从出土医书资料的文字特征来考察，扁鹊学术内容很多都已经被纳入《内经》篇文之中了。因此，与其花费人力物力去论证内难的谁先谁后，谁更正确，为中医理论中无法解释的难点而找"借口"，还不如静心去思考这些"难点"的内在含义，更有利于中医的发展。

二、寸关尺划分

历代医家对寸、关、尺各部的长度有着不同的见解。从出土的敦煌文献中，我们可以清楚的了解寸关尺命名的来历和准确定位，其与《难经》论述是一致的。

关于寸关尺命名与分部的记载主要见于《不知名氏辨脉法之二》与《玄感脉经》。《不知名氏辨脉法之二》曰："寸关尺始终，一寸九分也。三分属太渊，以渊中有鱼，故以三分上贯鱼际，入于鱼口也。从太渊上至手少商井有五寸，故渊井之中养五寸之鱼，故名鱼际。三分属经渠，何故名经渠？以能通水，故流注太渊，故名经渠。何故名寸口？以渠上去太渊一寸接于鱼口，故名寸口。三分属关，何故名关？关者，阴阳之畔界也。鉴如阴阳上下出入，即以关前为阳，关后为阴，故名关也。一寸属尺，何故名尺？以寸气下入泽中，泽能出水，流注太渊，以济于鱼。故上从鱼际，下至于泽，相去一尺，故名尺泽。何故名尺？以分能成寸，以寸能成尺，故名尺也。是故寸关尺始终，共有一寸九分界也。"

《玄感脉经》曰："三部者，谓寸口为上部，近掌；中为关，法人；尺为下部，法地……一法：寸口位八分，关上位三分，尺中位八分，为共成一寸九分。"

《普济方·卷二·方脉总论分寸关尺三部脉位法》"经曰：凡寸关尺者。脉之要会也。从关至尺是尺内，阴之所至也。从关至鱼际是寸口内，阳九分也。盖取命之根本，然后及于身而言之也。凡十二经脉有病之时。先于尺泽寸口见之。故尺寸者，是脉之要会也。从关至尺是尺内，阴之所治者。夫三部之脉。取中而上下分之。从关中至尺泽为内，是属阴，故言内阴之所治也。言尺泽者，尺脉一寸之外，余脉下入不见，如入深泽而沉。故曰尺泽也。凡诊者。若寸口关脉不见。惟尺脉在者。其人必不死。亦如树之有根。枝叶虽枯。其根气元活。故寸、关者枝叶也。尺泽者根本也。"

又曰："从关至鱼际是寸口内，阳之所治者。夫自关而向上分之，上至寸口，故言关至鱼际者，是长骨后际。如鱼之颈际，故曰鱼际也（鱼颈之前乃鱼口）。言从关上至鱼际下，占一寸属阳。是内阳之所治也。然寸口虽占一寸。而脉见九分者，言阳数奇阴数偶故也。是以关前属阳。故言九。奇也。关下属阴。故言寸偶也。故分寸为尺者，关以上虽取一寸而脉见九分，故曰分寸。为其先取一尺而言，盖先从根本言之。故一尺内取一寸。而脉一寸内取九分而诊之。故言分寸为尺。从尺而取寸。从寸而取分是也。分尺作寸者。从关以下至尺泽也。盖取脉长一寸而诊之。其一寸之脉。盖先取一尺之分。而其中除却九寸。而更取一寸用之。故言阴得尺内一寸。阳得尺内九分。从始至终。寸尺位脉长一寸九分。此则尺寸始终之法也。凡寸后尺前。两境之内主于关。为寸关尺也。上部属阳故法天。下部属阴故法地。中部阴阳相兼故法人。关者穿也。言上可以穿其天。下可以穿其地。上下关通而取其中。故言关也。而分三部候天地人。以法三才也。凡古法定尺寸者。皆先取一尺而言之。从尺而取寸。此则是其大纲也"。如图 1-1 所示。

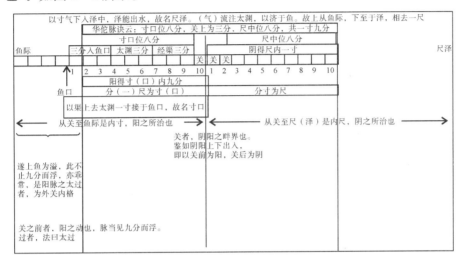

图 1-1 寸关尺划分

三、寸关尺对应脏腑

《难经·十八难》将左右寸、关、尺六部分候十二经脉，并对《内经》中的"三部九候"赋予新的含义——即以寸、关、尺为三部，合之浮、中、沉为九候，以候人体上中下三部。后人往往以为王叔和《脉经》在此基础上又有极大发挥，形成了两大学说——三部分候与六部分候，两种学说一直并存发展。其实这是一种错误的认识，由于割裂两者的关系，因此造成了后世对六部分候中左右寸、关、尺与脏腑之间的配对关系存在较大争议。由于六部分候脏腑脉法历史久远，影响广泛，应用普遍，具有重要的诊断作用。但又因其众说纷纭，难以辨清真伪，故对该学说进行全面的梳理，正本清源具有重要的意义。

六部脏腑分候在后世引起的分歧主要集中在六腑与寸关尺的配位。有学者认为在《难经·十八难》的基础上，《脉经》中的六部分候脏腑形成了两大学说：一为三部分候，寸口分为寸、关、尺三部对应人体上、中、下三焦，但不分左右手，这一学说得到历代医家的普遍认可；二为六部分候，寸口分为双手寸、关、尺共六部，分别对应经脉、脏腑，这一学说在历史上存在较大分歧，争议主要集中在六腑的分候，最为人们熟悉的对应关系有"左心小肠肝胆肾，右肺大肠脾胃命"。滑寿在右尺配命门三焦的基础上加入了心包；张景岳将候于寸部的大小肠改候于尺部，以左尺候大肠，右尺候小肠；李中梓则以左尺候小肠，右尺候大肠，并在左寸与右尺分别加入了膻中和胸中二部。通过对六部分候脏腑源流的梳理，发现其演变具有一定的时代特征。右尺所候命门在宋以前为右肾，对应所候经脉为足少阴肾经与足太阳膀胱经（《难经》除外，《难经》右尺所候经脉为手厥阴心包经与手少阳三焦经）；宋金元时期，由于命门学说的发展，右尺所候命门为心包络三焦，与肾气相通，所候经脉为手厥阴心包经与手少阳三焦经；明清时期，受复古思潮的影响及对命门学说新的认识，右尺以候肾。同时对于大、小肠当位于两寸还是位于两尺的争议，也主要出现在明清时期。具有代表性者整理列示如表1-3。

表1-3　　　　　　　　　寸关尺对应脉脏比较

	《难经》	《脉经》	《诊家枢要》	《景岳全书》	《诊家正眼》	《医宗金鉴》
左寸	心、小肠	心、小肠	心、小肠	心、心包络	心、膻中	心、膻中
左关	肝、胆	肝、胆	肝、胆	肝、胆	肝、膈、胆	肝、胆、膈
左尺	肾、膀胱	肾、膀胱	肾、膀胱	肾、膀胱、大肠	肾、大小肠、膀胱、命门	肾、膀胱、小肠
右寸	肺、大肠	肺、大肠	肺、大肠	肺、膻中	肺、胸中	肺、胸中
右关	脾、胃	脾、胃	脾、胃	脾、胃	脾、胃	脾、胃
右尺	肾、命门	肾、三焦（子户）	命门、三焦、心包络	肾、小肠、三焦、命门	肾、大小肠、膀胱、命门	肾、大肠

续表

《难经》	《脉经》	《诊家枢要》	《景岳全书》	《诊家正眼》	《医宗金鉴》
注：大小肠配心肺是表里相属右尺属火故右尺亦候命门	左属肾右为子户名为三焦		小肠配右尺是火居火位，大肠配左尺是金水相从	以两尺皆主乎肾，大小肠膀胱命门，不分左右。"五脏所居之位，皆五行一定之理。火旺于南，故心居左寸；木旺于东，故肝居左关；金旺于西，故肺居右寸；土旺于中，而寄位西南，故脾胃居右关。此皆河图五行之次序也。"	小肠配左尺，大肠配右尺，是以尺候腹中的相应定位，故又以三焦分配寸关尺三部。

从上表可以看出，寸口六部脏腑分候中，五脏及胃、胆、膀胱的分属部位各家所说皆同，分歧主要在大肠、小肠、三焦。

既然《史记·扁鹊仓公列传》载："至今天下言脉者，由扁鹊也"，那么我们就应该紧紧围绕扁鹊的三部九侯论述来理解《脉经》六部分候。欲理解中医、学好中医必须要有阴阳五行的基础，扁鹊所云"九侯"就是九宫格的概念，我们只有从九宫模型去理解他的脉法体系，只要沿着正确的道路前进，你就会发现扁鹊和王叔和说的是一回事。

《难经·十八难》曰："脉有三部，部有四经，手有太阴阳明，足有太阳少阴，为上下部，何谓也？然：手太阴阳明，金也，足少阴太阳，水也，金生水，水流下行而不能上，故在下部也。足厥阴少阳，木也，生手太阳少阴火，火炎上行而不能下，故为上部。手心主少阳火，生足太阴阳明土，土主中宫，故在中部也。此皆五行子母更相生养者也。脉有三部九候，各何所主之？然：三部者，寸、关、尺也。九候者，浮、中、沉也。上部法天，主胸以上至头之有疾也，中部法人，主膈下至脐之有疾也，下部法地，主脐下至足之有疾也。审而刺之者也。"

这里你要有十干配五脏六腑十二经的概念才能理解扁鹊在说什么。见图1-2。

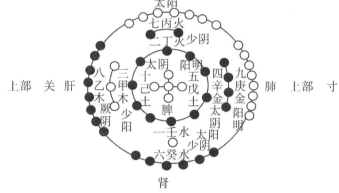

图1-2 五脏寸关尺河图模型

五脏有五，但是左右三部有六个位置，如何分配均衡？这里牵涉到五脏理论中的"五脏和六脏"的问题。《难经·三十九难》曰"经言腑有五，脏有六者，何也？然：六腑者，正有五腑也。五脏亦有六脏者，谓肾有两脏也。其左为肾，右为命门。命门者，谓精神之所舍也；男子以藏精，女子以系胞，其气与肾通，故言脏有六也。"又《难经·三十六难》曰"脏各有一耳，肾独有两者，何也？然：肾两者，非皆肾也，其左者为肾，右者为命门。命门者，诸精神之所舍，原气之所系也，男子以藏精，女子以系胞，故知肾有二也。"

对于扁鹊左右肾的论述，历来医家是争论不休。归纳而言，大致有"右肾命门说""两肾俱称命门说""两肾之间为命门说""命门为肾间动气说"四种。如果认为左边的脏是肾，右边的脏是命门，那么必然不符合人体解剖，人们会问：难道只有一个肾会产生尿液吗？那人为何有两根输尿管连接膀胱？只有一个肾会产生精液吗？那为何有两个睾丸？于是有些研究者开始怀疑扁鹊对人体解剖的常识来。另外，如果认为命门是一个"独立"的脏器，那么五脏就变成六脏了，与五行体系不合。

对于扁鹊的论述，有些人例如清代名医黄元御是这样解释的"火降于右，水升于左，故左者为肾，右者为命门"。其论本于《难经正义》曰："以气脉论之，水升于左，火降于右，左右者，阴阳之道路也，升降之枢机。越人诊脉独取寸口，以左尺候水，右尺候火，故左名肾，右名命门。"但是这样的解释终究还是流于泛泛，为解释而解释，这样的解释还需更进一步，否则容易让人容易误解。

五脏中心脏有左右室，肺脏也有左右叶，肝也有左右叶，为什么古人不论心脏为二，肺脏为二，肝脏为二？扁鹊对此没有认识吗？在《难经·四十一难》中："肝独有两叶，以何应也？然：肝者，东方木也，木者，春也，万物之始生，其尚幼小，意无所亲，去太阴尚近，离太阳不远，犹有两心，故令有两叶，亦应木叶也"。这里很明确，扁鹊是知道肝的解剖形态的，所以扁鹊是很清楚五脏形态的。现在《难经》说"脏各有一耳"明显其并不认为心肝肺肾这些外形上的两片是"二"而是"一"，就是说古人认为它们是一个整体，所以"肾独有二藏"它不是指两个外肾，而是指肾之藏有二，此"藏"非"脏"，故而《难经·三十六难》既说"肾两者，非皆肾也"又说"故知肾有一也。"

中医之所以称五脏，因为其各有藏，心藏神、肝藏魂、脾藏意、肺藏魄、肾藏志。五脏即五藏，《内经》上称五脏"藏精气而不泻，故满而不能实"，因此经文指肾脏为"二"是指其藏有二个东西，可以看做两个脏。

《外经微言》云"肾中藏真水也。真水者，肾精也，精中有气"。因此肾脏藏的一个是"精"，一个是"气"，一个是"水"，一个是"火"。藏精的称为肾，肾主水，乃至阴。《素问·水热穴论》曰："肾者至阴也。"《素问·解精微论》云："水宗者，积水也，积水者，至阴也，至阴者，肾之精也。"高士宗注："水积于下，其性阴柔，故曰积水者至阴。肾精为水之本，故曰至阴者，肾之精也"。藏气的称为命门，命门主火。有此两藏，可以称为两脏，但是外形就只是"肾"形，物理上的两肾各有二藏。《理虚元鉴》云"肾之为藏，合水火二气，五脏六腑以之为根。"此至言也，因此肾是"水火之宅"。有了这个生生不息的水火既济能量，肾脏才能产生尿液而主水，此乃后天有形之水。一旦失去生命能量，肾脏将无法主水而产生津液。人体除了无形水火既济之外，还有有形水火既济，肾脏的水液会通过三焦通达脏腑，重要的是升入心脏，水火既济。

《外经微言》"少师曰：命门居水火中，属水乎？属火乎？岐伯曰：命门，火也。无形有气，居两肾之间，能生水而亦藏于水也。《素问·刺禁论》云："岐伯曰：脏有要害，不可不察……鬲肓之上，中有父母，七节之旁，中有小心。小心者，亦指命门也。人特未悟耳。少师曰：命门为主，前人未言何也？岐伯曰：广成子云：窈窈冥冥，其中有神。恍恍惚惚，其中有气。亦指命门也。谁谓前人勿道哉。且命门居于肾，通于任督，更与丹田神室相接。存神于丹田所以温命门也。守气于神室所以养命门也。"

对于命门无形之火可以用石油来理解，石油液态似水，色玄黑，内藏能量，燃烧成火释放热能，古人把藏在肾水中的无形能量称为"无形之火"即此。这个"无形之火"不受有形水克，是有形之火的来源，有形之火受有形水克。人体如果无形火衰，有形火反而表现"炽"的上火现象，这时候如果摄入大量有形之水，有形之火不但不会熄灭反而更"激"，如同油火之大时泼水反而火势更猛，更是汲取无形火能量来维持火势，造成命门火更衰弱，西医认为大量饮水会加重肾脏负担就是这个道理，如果机械理解分左右肾的话，你认为只是加重左肾负担吗？

命门为生命之根，"天非此火不能生物，人非此火不能有生"《格致余论·相火论》。《外经微言·命门经主篇》"雷公问于岐伯曰：十二经各有一主，主在何经？岐伯曰：肾中之命门为十二经之主也。雷公曰：十二经最神者，心也。宜心为主，不宜以肾中之命门为主也。岐伯曰：以心为主，此主之所以不明也。主在肾之中，不在心之内。然而离心非主，离肾亦非主也。命门殆通心肾以为主乎。岂惟通心肾哉，五脏七腑无不共相贯通也。"这段经文在《难经》中也有同样论述曰"五脏俞者，三焦之所行，气之所留止也。三焦所行之俞为原者，何也？然：脐下肾间动气者（即命门），人之生命也，十二经之根本也，故名曰原。三焦者，原气之别使也，主通行三气（上焦宗气，中焦营气，下焦卫气），经历于五脏六腑。（三焦所行之俞为）原者，三焦之尊号也，故所止辄为原。五脏六腑之有病者，皆取其原也"。因此可知，肾中命门为十二经之主，命门之元气通过三焦贯通五脏六腑，三焦是命门原气之别使。

赵献可《医贯》对此论述也是一样的"玩内经注文，即以心为主。愚谓：人身别有一主非心也。谓之君主之官，当与十二官平等，不得独尊心之官为主。若以心之官为主，则下文'主不明则十二官危'。当云十一官矣。此理甚明，何注《内经》者昧此耶？盖此一主者，气血之根，生死之关，十二经之纲维，医不达此，医云乎哉？""余一日遇一高僧问之：自心是佛，佛在胸中也。僧曰：非也。在胸中者是肉团心，有一真如心是佛。又问僧曰：真如心有何形状？僧曰：无形。余又问：在何处安寄？僧曰：想在下边。余曰：此可几于道矣。""两肾俱属水，左为阴水，右为阳水。以右为命门非也，命门在两肾中。命门左边小黑圈是真水之穴，命门右边小白圈是相火之穴。此一水一火俱无形，日夜潜行不息。两肾在人身中合成一太极，自上数下十四节，自下数上七节。"

怎么理解"命门者，谓精神之所舍也，男子以（之）藏精，女子以（之）系胞"？

《外经微言》"奢龙曰：女子有胞以结胎，男子无胞何以结之？岐伯曰：女孕男不妊，故胞属之女子，而男子未尝无胞也，男子有胞而后可以养胎息，故修真之士必知。斯六者至要者则胞与脑也，脑为泥丸，即上丹田也；胞为神室，即下丹田也。骨藏髓，脉藏血，髓藏气，脑藏精，气血精髓尽升泥丸，下降于舌，由舌下华池，由华池下廉泉玉英，通于胆，下贯神室。"

又曰："岐伯曰：心火也，肝木也，脾土也，肺金也，肾水也，一脏各属一行。胞胎处水火之歧非正也，故不可称六脏也（只有肾中命门可称六脏，因为命门专司火，胞胎乃奇恒之腑）。雷公曰：肾中有火亦水火之歧也，何肾称脏乎？岐伯曰：肾中之火先天火也，居两肾中（命门也，非只右肾也），而肾专司水也。胞胎上系心，下连肾，往来心肾，接续于水火之际，可名为火，亦可名为水，非水火之正也。雷公曰：然则胞胎何以为脏乎？岐伯曰：胞胎处水火之两歧，心肾之交，非胞胎之系不能通达上下，宁独妇人有之，男子未尝无也。吾因其两歧，置于五脏之外，非胞胎之不为脏也。雷公曰：男女各有之，亦有异乎？岐伯曰：系同而口异也。男女无此系，则水火不交，受病同也。女系无口，则不能受妊，是胞胎者，生生之机，属阴而藏于阳，非脏而何。雷公曰：胞胎之口又何以异？岐伯曰：胞胎之系，上出于心之膜膈，下连两肾，此男女之同也。惟女下大而上细，上无口而下有口，故能纳精以受妊。"

可以知道，女子胞胎男子精胞称为神室，位于下丹田，联通两肾。结合解剖学，男子精液的生成和储藏于精室，我们是可以找到男子的胞室的实体，它不像女子子宫那么明显，而是萎缩成条索状，这里才是生精的根源，而西方认为的睾丸产生精液只是表象，其实是通过精室输入的，如同女子子宫经血流出一样。《中西汇通医经精义》"前阴有精窍，与溺窍相附，而各不同。溺窍内通于膀胱，精窍则内通于胞室，女子受胎，男子藏精之所，尤为肾之所司，故前阴有病溺窍者，有病精窍者，不可不详也"。有实验表明肾功能衰弱明显影响睾丸精液的产生，更有肾脏切除后会有不明原因的睾丸疼痛术后症状出现，可见从西医割裂的角度观察到的人体各部分是无法紧密联系互动的。

结合对《难经》经文的理解可知，五脏可以以六脏的形式出现，由是分配寸口六部，在尺部分配二肾，左尺候肾，右尺候命门。六脏合配六腑，右肾命门合三焦，心合小肠，肺合大肠自然而然，综合《难经》所论如图1-3所示。

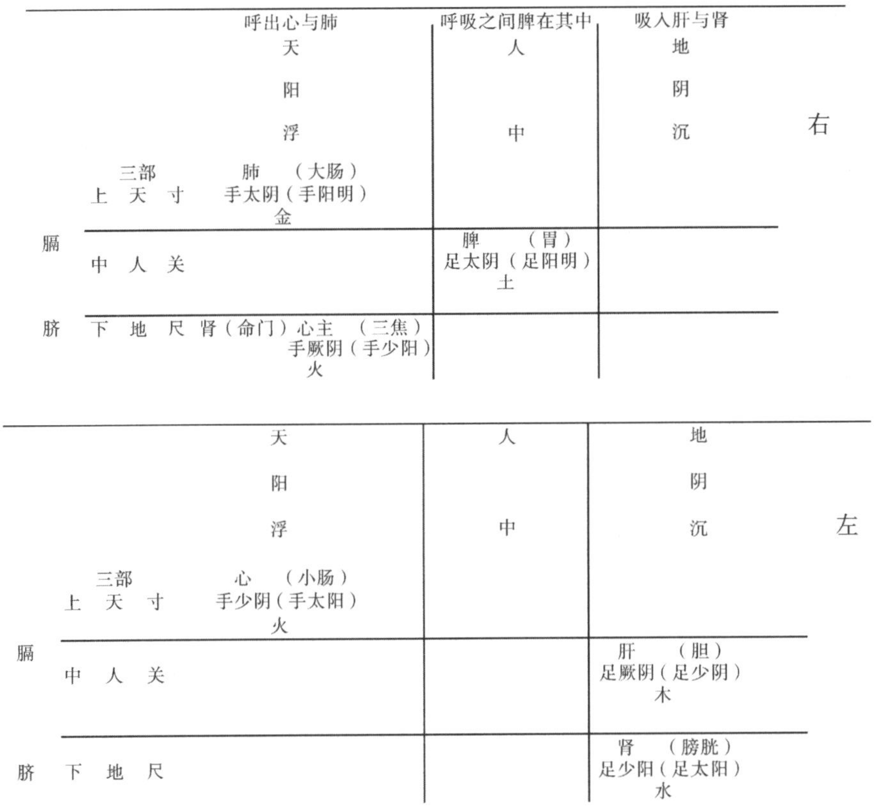

图1-3 五脏对应寸关尺

从图中明显看出：

1. 九侯之法以脏腑相合分配寸关尺，明了此意就会知道大小肠之争毫无意义，后世诸如张景岳李中梓等都未得真意，离圣久矣，自以为是。

2. 十二经以手足分天地配合九侯。

3. 五脏脉配合呼吸，呼吸定息，脉有五至。

至于为何左配肾而非右配肾，其术理根源将在下一节中给出。这里对于另外一个难点，心包三焦如何分配的问题做个论述。《难经·三十八难》亦曰："三焦……有名而无形，其经属手少阳"。《灵枢·本藏》篇在论及六腑与五脏之应时云："肾合三焦膀胱"。《千金要方·卷二十·膀胱脉论第一》曰"黄帝问曰：夫五脏各一名一形，肾乃独两何也？岐伯对曰：膀胱为腑，有二处，肾亦二形应，左肾合膀胱，右肾合三焦"。《难经·三十六难》曰"脏各有一耳，肾独有两者，何也？然：肾两者，非皆肾也，其左者为肾，右者为命门。命门者，诸精神之所舍，原气之所系也，男子以藏精，女子以系胞，故知肾有一也。"

综合上述经文，已经很明了《灵枢》所谓"肾合三焦膀胱"其实是"左肾合膀胱，右肾合三焦"也就是"左肾合膀胱，右命门合三焦"。膀胱为腑，其上口即下焦，《难经·三十一难》有云："下焦者，当膀胱上口。"顺便说一下，这里可以看出所谓"三焦"到底是"有形还是无形"的真正内涵。敦煌文献《不知名氏辨脉法之二》曰："右肾及手心主合三焦，三焦气有名无形，在手名少阳，在足名巨阳，并伏行不见。"《灵枢·本腧》云："三焦者，上合于手少阳。""三焦下输，在于足太阳之前，少阳之后，出于腘中外廉，名曰委阳，是太阳络也。"因此"不知名古脉诀之左心小肠肝胆肾，右肺大肠脾胃命"是对经文的正确阐述。

四、男女脉之别

对寸关尺三部脉法之理，是否男女有别，历代医家大都持否定态度，《难经·十九难》中曰："经言脉有逆顺，男女有恒，而反者，何谓也？然：男子生于寅，寅为木，阳也；女子生于申，申为金，阴也。故男脉在关上，女脉在关下，是以男子尺脉恒弱，女子尺脉恒盛，是其常也。反者，男得女脉，女得男脉也。其为病何如？然：男得女脉为不足，病在内。左得之，病在左，右得之，病在右，随脉言之也；女得男脉为太过，病在四肢。左得之，病在左，右得之，病在右，随脉言之，此之谓也。"
现代研究者比如网上的一位"忆忘"先生，就认为：

1. "对比《难经》对男女脉的描述，指的是关上、关下，也就是寸尺脉的阴阳关系；同时描述"左得之，病在左，右得之，病在右，随脉言之也，此之谓也"，开头用经言最后有"此之谓也"四字，说明这是引用古医经的叙述并加以解释。因此对于《难经》来说，是寸尺分阴阳，并不存在左右脉分男女、阴阳、内外等的问题。也就是说，从汉代的寸尺阴阳脉法延续至南北朝辑复《难经》依然是寸尺阴阳，逐渐演变为人迎气口分左右的阴阳男女，是在南北朝到隋唐之间。"

2. 《脉经·脉法赞》云："阴病治官（官，藏内也），阳病治府（府，外也）。"也就是对应了左官右府。因为前文有"左主司官，右主司府"。所以左右同时对应了官府和表里。这样，左：人迎、官、藏、里、阴病；右：气口、府、外、阳病；左为里，右为外，所以"脉法赞"的本意，是左阴右阳。至于左大顺男，右大顺女，按此理解，倒该是男左女右、同时男阴女阳。所以这里既不存在通常理解的人迎主阳、气口主阴，也不存在左右气血的对应，阴阳与男女的对应也是反的；更不是朱丹溪一本正经的说"以医为主"分左右，从患者自身定位，变化为医生的左右，左右互换，换汤不换药。左右与表里脏腑的对应关系就这样建立了。就是为了男女左右与阴阳理论的统一，算不算教条主义？

3. 最后认为《脉经》与《伤寒例》作者均非王叔和，尤其《脉经》收录伤寒条文，有与脉法完全无关者，何以能叫"脉经"？这完全是为了栽给王叔和，把王叔和论病的内容并入《脉经》并且在唐代以后大肆修改。从"脉法赞"一段文字，部分变为"仲景论脉"以附会"伤寒例"，将南北朝之后出现的脉法伪为古脉法，套入伤寒经方理法，为了拔高医经的理法，可以说想尽办法。医经以原人血脉经络，以解剖学为基础的外治法临床实践被某些人硬要套本草经方之学，为此目的不惜伪造医学史，直到今天，依然滔滔于世，实在是令人无语。

其实按照此种的研究思路，到最后结论扣帽子，把经文归于"伪书"，是必然的现象。可以说这样的现代研究者很多，很有代表性。这样的人打着"振兴中医"的旗号，貌似标榜自己是索求源流，力图还原古人的观察视角和经验及理法的演进。实则却是干着拆中医根基的事情，凡是他读不懂的都是伪书，简单而粗暴，与振兴中医完全背道而驰。

古代医家代表如崔嘉言在《四言举要》中曰："男女脉同，惟尺则异，阳弱阴盛，反此病至。"又曰："左大顺男，右大顺女，本命扶命，男左女右。"就是说大都只承认尺脉有男女不同，其他没有差别。对于扁鹊的论述，领会其真意的，只有南齐著名医家褚澄。关于褚澄的生平，《南齐》书曰："字彦道，河南阳翟人（今河南禹州市），南齐著名的医学家、政治家。"出生时间不详，卒于南朝萧齐永明元年（公元483）。褚澄出生南齐皇族，官居拜附马都尉，褚澄死后追赠金紫光禄大夫。其妻子庐江公主是宋文帝刘义女，其女乃东昏皇后，其母乃为宋武帝之女吴郡公主。褚澄父亲褚湛之字玄修，卒于公元460年（即公元411—460年），享年49岁。南朝宋大臣，乃国之栋梁，前后娶南朝宋武帝两女，拜驸马都尉。官至丹阳尹，事孝武帝，官至尚书左仆射，赐爵都乡侯。其长兄褚渊，字彦回，南齐著名的政治家、藏书家，年少时就有美誉，赐婚娶宋文帝女儿南郡公主。官居拜驸马都尉，曾经仕南朝宋，历任六代君主，并且助萧道成代宋，南齐封南康郡公，官至尚令、司空。《南齐书》在《褚澄传》中明确说明："褚澄为官清廉，尤其擅长医术，曾为豫章王治疗疾病，当即治疗痊愈，不久之后便官升至左民尚书。"客观指出褚澄不仅医术高超而且是政治家。《褚氏遗书》在日本同样受到医学家的重视。在日本延元年就已经传到日本，并且经过多次翻印。

《褚氏遗书》的出世是在褚澄已经去世几百年之后了。根据萧渊的序文的表述，时间是五代清泰十一年，即大约公元945年。黄巢起义，天下大乱，民不聊生，盗墓猖獗，很多匪徒以盗墓挖金为生。萧氏曾遇见一个方圆一丈的贵族大墓穴，棺椁中间为18块环石，棺椁上还有六块，上面写着"齐褚澄所归"的字样。棺材里的尸体因为历史的久远已经腐蚀，面目全非，令人感觉奇特的是，环石内侧的文字却保存完整清晰可见，盗贼怀疑是兵书，搬到空地一看不是，便弃之。一次偶然的机会，一个名叫萧叔常的有缘人有幸发现后，读后大为震撼，嘱咐附近乡邻将环石看护好。第二年，将会派船来把环石搬走，交给官府以此来传播此书，可是由于战乱，萧叔常不幸去世。临终前嘱咐自己的子孙要将褚澄的棺木环石放在自己的棺椁之上，并郑重告诉自己儿子萧渊，要让其子孙后代守护好自己的墓穴。萧渊并遵其父遗言，请人将《褚氏遗书》刻印一百本，借此流传后世。但是由于《褚氏遗书》并未真正刊印，学术界很多人并不知道此书。义堪序有曰："靖康年间，天下大乱，盗墓猖狂在杨城北边三十里的一个叫陈源桥的地方，一个名唤萧姓的家族世代居住于此，萧家人有一个奇怪的现象，虽然萧家很贫困，但是还是坚持守护一个墓穴。"萧姓人说："他们家族十二世族，埋葬于此，后世子孙世世代代守护于此。"盗墓贼怀疑萧家以前是富贵人家，俨然起了盗墓之心。萧家人曰："我祖先十二世祖，将其父叔常葬在这里，用石刻秘经为椁来完成自己的遗命。祖先不想让自己的墓穴出现任何问题，所以让自己的子孙世代守护墓葬。"但是盗墓贼还是不死心，于是萧家族人汇聚家族成员把墓穴打开了。叔常因去见朋友在偶然情况下发现的，漆椁保存良好，刻石有十九片，其中的一个还有萧渊作的书序。把枢葬放在居中的位子上，明确地说萧氏埋世的原因，要将遗书埋葬在自己的棺椁里面。义堪因南岳游玩，偶遇此事与萧家结缘，将此书进行整理，希望可以刊印成书。靖康二年，结制前五日，卫国释义堪书。丁介在跋文讲述到，其得到刘继锊版本，才知道有此书，感到非常的幸运。在随后又附加了褚澄的生平简介和医术高超的例子，最后明确自己的书写日期。

《褚氏遗书》是南齐褚澄所著，经唐朝人从褚氏椁中发现石刻并整理而成，宋嘉泰年间刊行流传。因该书的存世离奇曲折，加之书中"受形、本气、平脉"等篇的学术观点多有独创性，如对受精和多胞胎的认识、人体阴阳的产生和运行、平脉脉理和脉位等均有别于主流的中医理论，故在历史上曾被某些学者认为是伪书，并对其学说提出非议。这种不懂就扣帽子"伪书"的做法，由来已久，例如现代赵国华对《褚氏遗书》进行考证，认为《褚氏遗书》是伪书，我们认为此种说法是不谨慎的，这种态度对于学问研究是轻率而不负责任的行为。历代医家均对《褚氏遗书》有所引用。例如古代医家朱丹溪、齐仲甫、窦材、陈自明，都未提出《褚氏遗书》是伪书，其中王肯堂、张景岳均对《褚氏遗书》评价很高，在其著作中多次引用。清代吴谦主编的《医宗金鉴》也对本书加以引用，也没有提出本书是伪书的说法。最重要的是与褚澄生活一个时代的医家陶弘景对褚澄评价曰"南齐朝有驸马都尉褚澄，徐秀德、嗣伯群兄弟，治疗疾病十人九愈"，而且很肯定地说明这些优秀的医家都有著作编著。陶弘景客观的论述足以证明褚澄确实是行医治病的。清朝黄凯钧在《友渔斋医话》书中肯定了褚澄的医学成就，并且说明《褚氏遗书》在宋嘉泰年间中始有刻本。周贻谋指出："唐宋时期发掘一本医书也不是奇怪的事情，再说后人也没有必要假托褚澄，可以假托孙思邈、张仲景、华佗等名家，一定会更有说服力。"

细读该书最具争议的"平脉篇"时，其学说包含了丰富的古代哲学思想和中医认知思维方法，是在《内经》《难经》等脉学理论的基础上，做出的完整系统的阐述，观其论述与《难经》一脉相承。

在其所著之"平脉篇"论中，对男女脉法之别可谓论述精祥矣。其云："天地之气，周于一年，人身之气，周于一日。人身阳气以子中自左足而上，循左股、左手指、左肩、左脑、横过右脑、右肩、右臂手指、胁、足，则又子中矣；阴气以午中自右手心通右臂、右肩、横过左肩、左臂、左胁、左足外肾、右足、右胁，则又午中矣。阳气所历，充满周流，阴气上不过脑，下遗指趾，二气之行，昼夜不息……"这里要注意，《褚氏遗书》中所谓"人身之气"非于《内经》营卫之外又立一气，而是本于河图五行图之论，立阴阳脉法之源。

基于河图五行即有：脉分两手，手分三部，隔寸尺者，命之曰关，去肘度尺曰尺，关前一寸为寸，左手之寸极上，右手之尺极下，男子阳顺，自下生上，故极下之地，右手之尺为受命之根本。如天地未分，元气混沌也。既受命矣，万物从土而出，惟脾为先，故尺上之关为脾，脾上生金，故关上之寸为肺，肺金生水，故自右手之寸，越左手之尺为肾，肾水生木，故左手尺上之关为肝，肝木生火，故关上之寸为心。女子阴逆自上生下，故极上之地，左手之寸为受命之根本，既受命矣，万物从土而出，惟脾为先，故左手寸下之关之脾，脾土生金，故关下之尺为肺，肺金生水，故左手之尺越右手之寸为肾，肾水生木，故右手寸下之关为肝，肝木生火，故关下之尺为心。男子右手尺脉常弱，初生微眇之气也；女子尺脉常强，心火之位也。其论述的脉理可用下图1-4、图1-5表达：

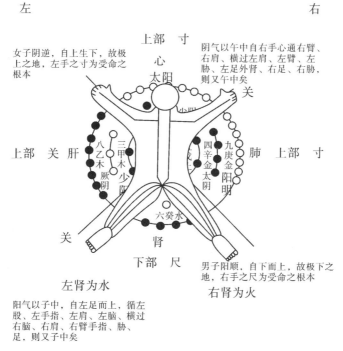

图1-4 三部脉法图

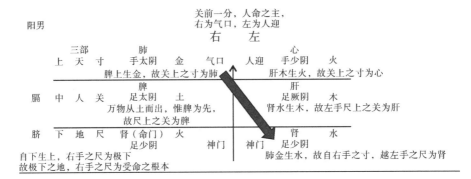

图 1-5 男子诊脉图

对于上图展示的阴阳脉气流转，《难经·二十三难》有论述："经脉十二，络脉十五，何始何穷也？然：经脉者，行血气，通阴阳，以荣于身者也。其始从中焦注手太阴阳明，阳明注足阳明太阴，太阴注手少阴太阳，太阳注足太阳少阴，少阴注手心主少阳，少阳注足少阳厥阴，厥阴复还注手太阴。别络十五，皆因其原，如环无端，转相灌溉，朝于寸口、人迎，以处百病，而决死生也。经云：明知终始，阴阳定矣，何谓也？然：终始者，脉之纪也。寸口、人迎，阴阳之气，通于朝使，如环无端，故曰始也。终者，三阴三阳之脉绝，绝则死，死各有形，故曰终也。"为何称"朝于寸口、人迎"？因为人迎寸口对应心和肺，心主血，藏百脉。肺主气，百脉朝肺。《难经·三十二难》："五脏俱等，而心肺独在鬲上者，何也？然：心者血，肺者气。血为荣，气为卫，相随上下，谓之荣卫。通行经络，营周于外，故令心肺独在鬲上也。"因此阴阳脉气以寸口人迎为朝也。

《脉经·脉法赞》云："肝心出左，脾肺出右，肾与命门，俱出尺部，魂魄谷神，皆见寸口……关前一分，人命之主，左为人迎，右为气口。神门诀断，两在关后。"即是对此脉图的简练口诀。当然口诀没有《褚氏遗书》那么详细完整，缺少对女脉的论述，但是，如果有夙慧之人会仔细品味《脉经》口诀为何以人迎寸口定左右，而不直言左寸右寸？就是因为如果只言左寸右寸，那么脉法口诀中的论述必然不能适合女脉，而如果以人迎寸口定左右则能使口诀亦能涵盖女脉。比如诀云"肝心出左，脾肺出右"，对于男子来说人迎为左，亦在左手，以此定肝心；对于女子来说人迎为左，实在右手，以右为左，也一样依口诀定肝心矣。现根据《褚氏遗书》补全女脉如下图 1－6：

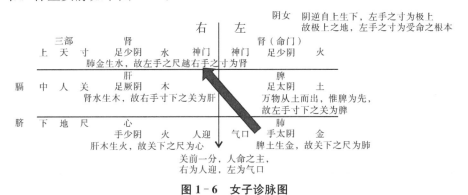

图 1－6　女子诊脉图

《难经·十九难》云："脉有逆顺，男女有恒而反者，何谓也？然：男子生于寅，寅为木，阳也，女子生于申，申为金，阴也。故男脉在关上，女脉在关下。是以男子尺脉恒弱，女子尺脉恒盛，是其常也。反者，男得女脉，女得男脉也。"此段古来几乎无人能正解，我们结合《褚氏遗书》平脉篇之所论可见其奥秘矣，其云："脉分两手，手分三部，隔寸尺者，命之曰关，去肘度尺曰尺，关前一寸为寸，左手之寸极上，右手之尺极下，男子阳顺，自下生上，故极下之地，右手之尺为受命之根本。如天地未分，元气浑沌也。既受命矣，万物从土而出，惟脾为先，故尺上之关为脾，脾上生金，故关上之寸为肺，肺金生水，故自右手之寸，越左手之尺为肾，肾水生木，故左手尺上之关为肝，肝木生火，故关上之寸为心。女子阴逆自上生下，故极上之地，左手之寸为受命之根本，既受命矣，万物从土而出，惟脾为先，故左手寸下之关之脾，脾土生金，故关下之尺为肺，肺金生水，故左手之尺越右手之寸为肾，肾水生木，故右手寸下之关为肝，肝木生火，故关下之尺为心。男子右手尺脉常弱，初生微眇之气也；女子尺脉常强，心火之位也。"

天一生水，地二生火。天地之生，水火相随之生。阳男生于火，阴女生于水，而水火二气俱藏在肾。因此，就脉法设立而言，必本于天地阴阳之理，故而脉起于肾，乃人命之本。关后尺部为肾部，肾乃生气之原，即原气，乃守邪之神，故曰：神门。《难经·八难》云："所谓生气之原者，谓十二经之根本也，谓肾间动气也。此五脏六腑之本，十二经脉之根，呼吸之门，三焦之原。一名守邪之神。故气者，人之根本也，根绝则茎叶枯矣。寸口脉平而死者，生气独绝于内也。"《难经·三十九难》云："肾独二藏，左为肾（藏水），右为命门（藏火），男子藏精，女子系胞。肾有二分，故阴阳男女之脉有左右本位之不同。男子右手之尺为受命之根本，因为右肾，乾亥之位，天门也，火也。女子左手之寸为受命之根本，因为左肾，坤戌之位，地户也，水也。"

人命之根于水火，男子生于右手之尺，女子生于左手之寸，受命之本即"命门"！《脉经》有"阳生于尺动于寸，阴生于寸动与尺"之说，本出于此。然则阴阳生入之首，又在于寅申，故寅申乃阴阳之"关"也。寅申之位对应脾胃，乃三部之"关"位。《内经》有云："肾者，胃之关也。"此句经常被人误解为肾是胃的关门，其实从脉法原理来看，应该是"脾胃者，肾之关门"。经云"脾为孤脏，以傍四肢"，手足即脾脏之位，《本气》以手足分上下天地，子为一阳生，自寅位左足而上行，午为一阴生，自申位右手而下降，由此形成了一个阴阳脉法的圆运动。故而脉之五行自"关"分上下由土而五行相生。所谓"男脉在关上"，即男脉自关—寅位而上生也，"女脉在关下"，女脉自关—申位而下生也。"男子尺脉恒弱"者，《褚氏遗书》云"初生微眇之气也"，即子位肾水，故而弱也。"女子尺脉恒盛"，《褚氏遗书》云"心火之位也"，即午位心火而盛也。

有不少后世学者，自以为今定胜昔，自比古人聪明，总是否定古圣经论，但是他没认识到古圣的体系是环环相扣，严丝合缝的，你否定了一处立论，那么必然无法理解一系列的论述。如果你否定二肾理论，那么也就无法理解《难经·十九难》了，于是也就无法理解寸关尺三候男女脉法了。

五、内经有寸关尺吗?

《内经》提出寸口能诊五脏六腑，那么问题是，此寸口诊脉是否就是《难经》的寸关尺脉法？我们知道寸关尺的优点是能分配五脏与左右两手，使得"气口亦为太阴，为三阴行胃气，变现于气口"从理论成为可操作的重要方法。

那么对于如此精妙的三部脉法，在《内经》的所谓寸口脉诊中会存在吗？寸口脉诊分寸、关、尺三部，以候全身疾病，始于何时？历代医家看法不一，至今尚未定论。一说始于《内经》，如张景岳、马莳等。其根据是《素问·脉要精微论》篇："尺内两旁，……足中事也。"一段经文。认为该文是寸口脉诊分寸关尺三部，分别配属脏腑组织，以候全身疾病的最早记载；一说始于《难经》，如杨上善、王冰，于天星等。其根据是《难经·二难》具体叙述了寸口脉的寸关尺三部划分，认为《素问·脉要精微论》篇的上述经文是谈"尺肤诊"的。如于天星《黄帝素问直解》（清·高士宗著，于天星按，1980 年 2 月版）《素问·脉要精微论》篇末讨论中说："本篇之论尺，与《难经》的寸、关、尺三部诊法是两回事。可参阅《灵枢·论疾诊尺》篇。文献上马莳、张景岳等皆偏于以寸尺切脉之说释'尺肤诊法'是不符合《内经》原意的，……倒是以王冰注文，较为妥切。"

大家都不否认《内经》有明确的"尺，寸"论述。《内经》的气口或者寸口其实并非后世理解的只局限于寸关尺中的寸部，而是至少包含尺寸两者，这从《素问·至真要大论》中有一段关于运气南北政寸尺脉不应的论述就能看出来："帝曰：夫子言察阴阳所在而调之，论言人迎与寸口相应，若引绳，小大齐等，命曰平。阴之所在寸口何如？岐伯曰：视岁南北，可知之矣。帝曰：愿卒闻之。岐伯曰：北政之岁，少阴在泉，则寸口不应；厥阴在泉，则右不应；太阴在泉，则左不应。南政之岁，少阴司天，则寸口不应；厥阴司天，则右不应；太阴司天，则左不应。诸不应者，反其诊则见矣。帝曰：尺候何如？岐伯曰：北政之岁，三阴在下，则寸不应；三阴在上，则尺不应。南政之岁，三阴在天，则寸不应；三阴在泉，则尺不应。左右同。"此处虽言人迎寸口脉法，但是论中寸口概念其实涉及尺寸两者，而非只是狭义的"寸部"。

如果《内经》只有尺部而无关部，则无法分配五脏，它又如何实现其"腑脏变现于气口"的理论操作？可是如果我们认为《内经》取寸口论五脏就是三部分法，那么关键一点就是《内经》有没有"关"的概念和运用的论述？其实《内经》是有相关论述的。《素问·水热穴论》云："肾者，胃之关。"不少研究者对此"关"字详尽考据论证都认为是比喻，喻肾如同关卡般守护胃。其实《内经》此段论述就是针对寸关尺三部脉法而言的。以阳男为例，右手关部配脾，但是从我们前面论述知道，脾脉善不可见，因为其不主时，主时的乃胃，故而右关部位平时见的其实是"胃脉"，代表长夏！因此胃为关。

从前面脉法图（图1-5）中可知，男子右尺为命门，神门，为根部。《难经》云："肾有二，左为肾，右为命门。"即对此而言。肾是水脏，《素问·水热穴论》云"其本在肾，其末在肺，皆积水也。"为何这么说？这是因为从寸口三部模型来说，右尺部是命门之火，其生关部胃土，胃土生寸部肺金，故提出肾肺本末之论。"胃之关"乃是指肾（命门）与肺之关门！非只是比喻。基于此理，故而经文云："关闭不利，故聚水而从其类也。"这里明显体现了《内经》对关部的定位和运用。

另有研究者也提出："寸口脉诊有寸、关、尺之分，《内经》中早已有之。"因为根据《灵枢·论疾诊尺》："黄帝问于岐伯曰：余欲无视色、持脉，独调其尺，以言其病，从外知内，为之奈何？"不难看出，视色、持脉、调尺（尺肤诊法）是当时的三种互相结合的诊察方法。该篇中多有"尺肤""尺肉"等字样，说明《灵枢·论疾诊尺》篇是重点讨论尺肤、尺肉的外形，滑涩、温度等，即所谓"独调其尺"。

《素问·脉要精微论》篇，阐明了脉诊的原理，指出了持脉之大法，说明了脉象与四时的关系，列举了凭脉辨证，以测疾病的内外、虚实等，重点在于论脉，而且是强调尺肤诊与寸口脉的配合。经云："尺内两旁，则季胁也，尺外以候肾，尺里以候腹。中附上，左外以候肝，内以候鬲；右外以候胃，内以候脾。上附上，右外以候肺，内以候胸中；左外以候心，内以候膻中。前以候前，后以候后。上竟上者，胸喉中事也；下竟下者，少腹腰股膝胫足中事也。"其中"附"字，《太素》作"跗"。杨上善注云："跗当为肤，古通用字，故为跗耳。"非也。如是，则"上肤上"、"中肤上"又何所指呢？于理欠通。诚如丹波元坚《素问绍识》中云："坚按杨注，则尺里与肤上，肤前、肤后并不能知其界限，其说益谬一。""附"有另外加上的意思，如附件、附设等。姚止庵《素问经解节解》曰："关上连寸，故云附上。附上，附寸也。"就是说，其认为如果尺肤诊分三部是为了附合寸口脉，使得两者结合互参诊病，那就没有道理尺肤有三部分类，而所附的寸口脉却没有三部，这也就从侧面证明了内经寸口脉法就有三部分法。

六、四时脉与寸口

四时脉法的运用是要在寸口分配五脏的基础上的，是在寸口脉的五脏中挨排四时，这在《内经》中是有体现的。我们来看《素问·病能论》"帝曰：有病厥者，诊右脉沉而紧，左脉浮而迟，不然，病主安在？岐伯曰：冬诊之，右脉固当沉紧，此应四时，左脉浮而迟，此逆四时，在左当主病在肾，颇关在肺，当腰痛也。帝曰：何以言之？岐伯曰：少阴脉，贯肾络肺，今得肺脉，肾为之病，故肾为腰痛之病也。"此段论述中，一句"冬诊之……此应四时"明确地表明这里是运用四时脉法。再看经文提到的"左右"脉象，如果不用寸关尺三部分配五脏，不知道左肾右命门，如何得出"在左当主病在肾"？

至此，我们完全可以知道《内经》就有寸关尺三部用法，而此三部法是可以配合寸口分四时来诊脉的，接下来我们就来探索四时脉的术理，我们需要弄明白《内经》中一年分四时，一日分四时，一脉分四时，以及四时与胃气的概念。

第四节　正确理解 "四时" 概念

研究中医有一种很流行的观点，即认为《内经》经文中论述的四时春夏秋冬只能是指自然界的四季气候变化，所谓的"顺四时"就是人体对气候变化的适应。这种观点不能说是错，但是大而宽泛。要知道《内经》是论治"病"的医书，不是论述"气候"变化与人体适应的。如果病人前来治病，医者只能告诉他要顺四时养命，早做预防，要医者何用？四时是否只能是一年四季？显然不是的，《灵枢·顺气一日分四时》已经如此明显的讲出来了，一日之内亦有四时。经曰："黄帝曰：夫百病之所始生者，必起于燥温、寒暑、风雨、阴阳、喜怒、饮食、居处。气合而有形，得脏而有名，余知其然也。夫百病者，多以旦慧昼安，夕加夜甚，何也？岐伯曰：四时之气使然。黄帝曰：愿闻四时之气。岐伯曰：春生，夏长，秋收，冬藏，是气之常也，人亦应之，以一日分为四时，朝则为春，日中为夏，日入为秋，夜半为冬。朝则人气始生，病气衰，故旦慧；日中人气长，长则胜邪，故安；夕则人气始衰，邪气始生，故加；夜半人气入脏，邪气独居于身，故甚也。"

经文论述得很清楚，一日可以分四时！朝则为春，日中为夏，日入为秋，夜半为冬。这样观来所谓"四时脉太虚，无法实践"就需要重新审视了。知道了这个朝暮日夜四时分法，是否就能运用？这还需要进一步明确的是一日分出的四时是依据什么规则来定的？如果不解决这个问题，你还是无法运用四时脉于中医临床诊病之中。那么这个四时怎么定义的？

《灵枢·顺气一日分为四时》篇已有明论：

肝为牡脏，其色青，其时春，其音角，其味酸，其日甲乙；

心为牡脏，其色赤，其时夏，其日丙丁，其音徵，其味苦；

脾为牝脏，其色黄，其时长夏，其日戊己，其音宫，其味甘；

肺为牝脏，其色白，其音商，其时秋，其日庚辛，其味辛；

肾为牝脏，其色黑，其时冬，其日壬癸，其音羽，其味咸。是为五变。见表1-4。

表1-4　　　　　　　　　　五变

	冬	春	夏	长夏	秋		
	井	荣	俞	经	合	天干	原
五脏	脏	色	时	音	味	日	经
肝	牡脏	其色青	其时春	其音角	其味酸	其日甲乙	足厥阴少阳主之
心	牡脏	其色赤	其时夏	其音征	其味苦	其日丙丁	手主阳少阴主之
胃	牡脏	其色黄	其时长夏	其音宫	其味甘	其日戊己	足阳明太阴主之
肺	牝脏	其色白	其时秋	其音商	其味辛	其日庚辛	手阳明太阴主之
肾	牝脏	其色黑	其时冬	其音羽	其味咸	其日壬癸	足太阳少阴主之

经文中五个"其日XX"即是《素问·玉机真脏论》所谓"一日一夜五分之"法。这里的"日"不是一个自然日的概念而是"日天干"更准确的说是"天干"的意思。《素问·生气通天论》中云"通天者，生之本，本于阴阳。天有十日，日六竟而周甲，甲六覆而终岁，三百六十日法也。"天有十日即十干也，分阴阳则五个"其日"，故而中医的理论体系是用十天干阴阳来描述通天，天有四时，地有五行。日夜分五个其日，脾不主时，故曰"一日四时"。

一日分为四时：甲乙时为肝春时，丙丁时为心夏时，庚辛时为肺秋时，壬癸时为肾冬时。剩下戊己时为胃长夏时，合长夏即是五行。因此四时脉法不再是传统误以为的"每季时令为一脉象"而是可以根据一天当中病人的就诊时辰来确定的四时脉象。

基于一日分四时的模型基础，我们要有这样一个概念：时上有气，气上有时。即有春时即有肝气，有肝气即应春时。如果气与时不相应，即不顺四时为病，故《素问·六节藏象论》云："所谓求其至也，气至之时也，皆归始春，（气）未至而（时）至，此谓太过，则薄（或搏）所不胜（克我），而乘所胜也（我克），命曰气淫。（气）至而（时）不至，此谓不及，则所胜（我克）妄行，而所生（我生）受病，所不胜薄之也，命曰气迫。"

第五节　一日如何分四时

古今中外，在文学或者哲学上，对于"时间"有一个相对统一的认识——"时间带来变化"。在我们古中医中，也很早就意识到了"时间"的重要性。不过稍有不同的是前者是感叹时间变化的无常，而后者是掌握时间变化的五常。

美国医生哈尔贝克，通过三十年持续不断的与朋友给他"私人订制"的尿打交道，发现了人体生理时间上的二十四小时和七日节律，从而创立了《时间医学杂志》，风靡西方医学界，然后到处讲学，最后哈尔贝克先生号称"时间医学之父"。讲到"时间医学"，其宗祖应是东方医学的经典著作《黄帝内经》。经文中不仅仅是揭示了人体生理时间上的节律，还讲述了病理时间上的节律，关键是还讲清楚了来龙去脉。最令人赞叹的是通过建立术理模型，教人们去掌握时间。即便是这样，人们还是把研究了三十年尿的哈尔贝克与他的《时间医学杂志》捧为科学真理，回头贬斥《内经》的"时间医学"是原始的，朴素的东方哲学观念。

《内经》中最能体现"时间医学"特性的一个概念词四时。其实，四时不只是一个概念，在中医里它是一个完美严谨的术理模型。

《素问·宝命全形论》："岐伯曰：夫人生于地，悬命于天；天地合气，命之曰人。人能应四时者，天地为之父母；知万物者，谓之天子。天有阴阳，人有十二节。天有寒暑，人有虚实。能经天地阴阳之化者，不失四时。"

《素问·疏五过论》："故曰：圣人之治病也，必知天地阴阳，四时经纪，五脏六腑，雌雄表里。"

《素问·脉要精微论》："帝曰：脉其四时动奈何？知病之所在奈何？知病之所变奈何？知病乍在内奈何？知病乍在外奈何？请问此五者，可得闻乎。岐伯曰：请言其与天运转大也。万物之外，六合之内，天地之变，阴阳之应，彼春之暖，为夏之暑，彼秋之忿，为冬之怒，四变之动，脉与之上下，以春应中规，夏应中矩，秋应中衡，冬应中权。"

《素问·平人气象论》："脉从阴阳，病易已；脉逆阴阳，病难已；脉得四时之顺，曰病无他；脉反四时及不间脏曰难已。……脉有逆从四时，未有脏形。春夏而脉瘦，秋冬而脉浮大，命曰逆四时也。"

《素问·玉机真脏论》："形气相得，谓之可治，色泽以浮，谓之易已；脉从四时，谓之可治……脉实以坚，谓之益甚；脉逆四时，为不可治，必察四难，而明告之。所谓逆四时者，春得肺脉，夏得肾脉，秋得心脉，冬得脾脉；其至皆悬绝沉涩者，命曰逆四时。"

《素问·病能论》："帝曰：有病厥者，诊右脉沉而紧，左脉浮而迟，不然病主安在？岐伯曰：冬诊之，右脉固为沉紧，此应四时，左脉浮而迟，此逆四时，在左当主病在肾，颇关在肺，当腰痛也。"

《灵枢·终始》："谨奉天道，请言终始。终始者，经脉为纪。持其脉口人迎，以知阴阳有余不足，平与不平，天道毕矣。所谓平人者不病，不病者，脉口人迎应四时也，上下相应而俱往来也，六经之脉不结动也，本末之寒温之相守司也。"

《素问·经络论》："岐伯曰：阴络之色应其经，阳络之色变无常，随四时而行也。"

《灵枢·本腧》："黄帝问于岐伯曰：凡刺之道，必通十二经络之所终始，络脉之所别处，五俞之所留，六腑之所与合，四时之所出入，五脏之所溜处。"

《素问·四时刺逆从论》"冬者，盖藏血气在中。内着骨髓，通于五脏。是故邪气者，常随四时之气血而入客也。帝曰：逆四时而生乱气奈何？岐伯曰：春刺络脉，血气外溢，令人少气；春刺肌肉，血气环逆，令人上气；春刺筋骨，血气内着，令人腹胀。……凡此四时刺者，大逆之病，不可不从也，反之则生乱气相淫病焉。故刺不知四时之经，病之所生，以从为逆，正气内乱，与精相薄，必审九候，正气不乱，精气不转。"

《灵枢·官针》："病在五脏固居者，取以锋针，泻于井荥分俞，取以四时。"

《内经》没有一个字是多余的，没有一句话是衍文，真可谓惜字如金，为什么在前后多篇反复提及四时？《内经》讲述了几种脉法，为什么对四时脉法这样重视，各篇不断论及？用意很明显，因为四时是古中医掌握人体生理，病理，诊断疾病，认识疾病，治疗疾病的公理模型。完整的四时模型便是"五运六气，阴阳四时，五行"的体现。

现在我们来解读四时脉法。《难经·十六难》曰："脉有三部九候，有阴阳，有轻重，有六十首，一脉变为四时，离圣久远，各自是其法，何以别之？然：是其病有内外证。"三部九候，见《难经·十八难》。阴阳，见《难经·四难》。轻重，见《难经·五难》。六十首，《素问·方盛衰论》："圣人持诊之道，先后阴阳而持之，奇恒之势，乃六十首，盖上古诊法也"。一脉变为四时，即《难经·十五难》春弦、夏钩、秋毛、冬石也。辨内五脏盛衰用一脉分四时法，辨外六气为病用（三）阴（三）阳脉法，或者六十首脉法（王冰所传上古脉法）。为什么有不同脉法？因为有六气病变，有五脏盛衰病变，因此有不同的脉法用以诊断。

《内经》里"时脏脉法"在韩国民间的汉医仍有师传口授者，例如韩国的"五行生食疗法"用现代语言描述了五脏脉的平脉表现。见表1-5。

表1-5 　　　　　　　　　　　　五行生食疗法

脏	脉形
肝	细长而滑紧
心	柔软而有向上跳跃的感觉
脾	宽大而缓
肺	宽大而短，有抚摸棉絮的感觉
肾	血管里的血液有滑，稠，坚硬的感觉
心包	柔软细长有向上跳跃的感觉

韩医多出一个心包脉，其实知道六经的术数原理，你就能知道心包代心行令，心包脉就是心脉，两者合为一脉，古人只论一个脉，不分论。

对于为什么出现这样的五种脉象，韩医根据其师传是这样论述的："'五行生食疗法'指出，每个脉象的出现意味着在五脏之间的相生相克关系中，该脏腑相对虚弱，如肝胆虚弱的弦脉，心小肠虚弱的钩脉，脾胃虚弱的洪脉，肺大肠虚弱的毛脉，肾膀胱虚弱的石脉，心包三焦虚弱的钩脉等，相应六脏六腑的六种脉，已经说明好了。而这样的脉法又叫五季脉法。其体系完全不同于王叔和的寸关尺脉法。该书又说，肺大肠克肝胆所引起的脉象就是细长而紧的弦脉。其他脉象也是如此，按其观点，钩脉出现是肾膀胱旺盛而心小肠相对虚弱的结果（水克火）；缓脉的出现是肝胆旺盛而脾胃相对虚弱的结果（木克土）；毛脉的出现是心小肠旺盛而肺大肠相对虚弱的结果（火克金）；石脉的出现是脾胃旺盛而肾膀胱相对虚弱的结果（土克水）。"流传韩国民间的汉医（中医），已经道出了中医的四时脉法的内涵，值得我们深思。

四时脉法理论载在《素问·六节藏象论》和《素问·脏气法时论》中，由于后人不懂五运六气和五行区别联系，读不懂五常政术数模型，所以时脏脉法自古得传的人不多，自汉唐以后中国几乎失传了。

《素问·六节藏象论》先论何谓"六节"后论"藏象"。六节是经纪天度和气数两者的法则，"夫六六之节，九九制会者，所以正天之度，气之数也。天度者，所以制日月之行也。气数者，所以纪化生之用也"。"天以六六为节，地以九九制会，天有十日，日六竟而周甲，甲六复而终岁，三百六十日法也"，说白了其实就是六甲子！"藏象"是地之九，天地相应。"六节"和"藏象"如何结合？经云"五运相袭，而皆治之，终期之日，周而复始，时立气布，如环无端，候亦同法"就是要通过立这个岁时来布五脏之气。

经文告诉我们要知晓五行之胜必须遵从历法四时，《管子四时》："令有时，无时则必视，顺天之所以来，五漫漫，六惛惛，孰知之哉？唯圣人知四时。不知四时，乃失国之基。阴阳者，天地之大理也；四时者，阴阳之大经也。"管子是道家学术传承者，这段话其实道出四时的真意，不知四时就无法知道五运六气的规律，此所谓"五漫漫，六惛惛，孰知之哉"，天地之大理是三阴三阳，而四时就是三阴三阳的规律体现。

那么如何知四时？如何做？为什么只有"圣人知四时"？照大多数人理解，四时不就是春夏秋冬四季吗？人人皆知啊，我们来看四时到底是什么。根据《内经》经文知四时脉论有以下几点规则：一、春胜长夏，长夏胜冬，冬胜夏，夏胜秋，秋胜春，所谓得四时之胜，各以其气命其脏。二、所谓求其至者，（求五）气至之时也。谨候其时，气可与期。三、求其至也，皆归始春。

一、如何理解经文中"四时之胜"这个概念？

中医理论是必须用干支五行来表达的，否则就会是空话无法指导实践，大家看下面表1-6就明白什么是四时之胜了。

表1-6　　　　　　　　四时之胜

五脏	五气	天气始于甲	地气始于子	得甲子时	五气更立，各有所胜（克）	得四时之胜	《管子五行》《天文训》
肝（乙）	青	甲	子	甲子	甲己起甲子，甲木克甲己土	春胜长夏	得甲子，木行御，72日毕
心（丁）	赤	丙	子	戊子	丙辛起戊子，戊土克丙辛水	长夏胜冬	睹戊子，土行御，72日毕
脾（己）	黄	戊	子	壬子	戊癸起壬子，壬水克戊癸火	冬胜夏	睹壬子，水行御，72日毕
肺（辛）	白	庚	子	丙子	乙庚起丙子，丙火克乙庚金	夏胜秋	睹丙子，火行御，72日毕
肾（癸）	黑	壬	子	庚子	丁壬起庚子，庚金克丁壬木	秋胜春	睹庚子，金行御，72日毕

天气始于甲（己），地气始于子，甲己得甲子。天气始于丙（辛），地气始于子，丙辛得戊子。依次各得五甲子五行。

五子配入河图就是下面五子遁图。见图1-7。

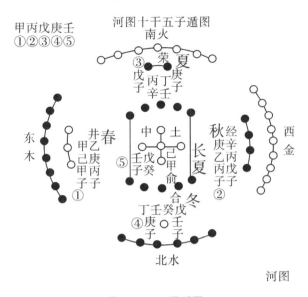

图1-7 五子遁图

1. 天气始于春, 东方木, 以甲木胜甲己土, 春胜, 子甲相合名曰岁立, 故而得甲子为春时, 青木气行。

2. 天气在于夏, 南方火, 以丙火克乙庚金, 夏胜, 子甲相合名曰岁立, 故而得丙子为夏时, 赤火气行。

3. 天气在于长夏, 中央土, 以戊土克丙辛水, 长夏胜, 子甲相合名曰岁立, 故而得戊子为长夏时, 黄土气行。

4. 天气在于秋, 西方金, 以庚金克丁壬木, 秋胜, 子甲相合名曰岁立, 故而得庚子为秋时, 白金气行。

5. 天气在于冬, 北方水, 以壬水克戊癸火, 冬胜, 子甲相合名曰岁立, 故而得壬子为冬时, 黑水气行。

二、如何理解经文中"谨候其时"?

这其实就是五鼠遁时法则, 所谓"时立气布"此也, 所谓四时者此也。《内经》中四时真意是指五个甲子"起"时, 而非仅是大家一般认为的四季。只有明了五甲子时才能知道"五气"是怎么运行的。依照五甲子

045

排布六十甲子就是著名的"五鼠遁时"法！知道五子遁时才是知道五行"所胜"，才能明了《素问·天元纪大论》"形有盛衰，谓五行之治，各有太过不及也"。详见表1-7。

表1-7　　　　　　　　　　　　　　　五鼠遁

五鼠遁	土	金	水	木	火
五运	甲己	乙庚	丙辛	丁壬	戊癸
一	甲子	丙子	戊子	庚子	壬子
二	乙丑	丁丑	己丑	辛丑	癸丑
三	丙寅	戊寅	庚寅	壬寅	甲寅
四	丁卯	己卯	辛卯	癸卯	乙卯
五	戊辰	庚辰	壬辰	甲辰	丙辰
六	己巳	辛巳	癸巳	乙巳	丁巳
七	庚午	壬午	甲午	丙午	戊午
八	辛未	癸未	乙未	丁未	己未
九	壬申	甲申	丙申	戊申	庚申
十	癸酉	乙酉	丁酉	己酉	辛酉
十一	甲戌	丙戌	戊戌	庚戌	壬戌
十二	乙亥	丁亥	己亥	辛亥	癸亥

有了五鼠遁时，就可以"（求五）气至之时也"，就可以"谨候其时，气可与期"这就是所谓的"脏气法时"也。五脏有五气，脏气法时的意思就是：脏气的运行是以四时为法则的。

三、如何理解经文中"求其至也，皆归始春"？

这里有两层意思。

1. 春是甲木

其以春甲木为始，甲乃胆也，故而你会看到经文看似莫名其妙地出现一句凡十一脏，取决于胆也，如果你不懂脏气法时，那么自然不懂这句话的原理何在了。正确的理论是能够指导实践的，必然是有实证现象存在的。

《外经微言》中有对胆这种特殊性的详论：胡孔甲曰：十一脏取决于胆，是腑亦有脏名矣，何脏分五而腑分七也？岐伯曰：十一脏取决于胆，乃省文耳，非腑可名脏也。孔甲曰：胆既名为脏，而十一脏取决之，固何所取之乎？岐天师曰：胆司渗，凡十一脏之气得胆气渗之，则分清化浊，有奇功焉（帝出乎震，天地攸分，五行显明，岁星晨出东方）。孔甲曰：胆有入无出，是渗主入而不主出也，何能化浊乎？岐伯曰：清渗入则浊自化，浊自化而清亦化矣。孔甲曰：清渗入而能化，是渗入而仍渗出矣。岐伯曰：胆为清净之府。渗入者，清气也（青气），遇清气之脏腑亦以清气应之，应即渗之机矣，然终非渗也。孔甲曰：脏腑皆取决于胆（甲子春），何脏腑受胆之渗乎？岐伯曰：大小肠膀胱（大肠秋丙子，小肠夏戊子，膀胱冬庚子）皆受之（乃得四时之胜）也，而膀胱独多焉（冬乃气藏所在）。虽然膀胱分胆之渗，而胆之气虚矣。胆虚则胆得渗之祸矣，故胆旺则渗益，胆虚则渗损。

2. 春乃寸口

《素问·玉版论要》云"行奇恒之法，以太阴始。行所不胜曰逆胜，逆则死。行所胜曰从，从则活。八风四时之胜，终而复始，逆行一过，不可复数，论要毕矣。"要依照四时之胜法则运用四时脉法，必须从太阴开始。这里太阴是指手太阴气口，即"寸口"，因为甲己遁得丙寅，此即春时，气自太阴始出，这就是所谓的"候（脏气）亦同（此）法"也。所谓"诊常以平旦始"即此理，平旦即寅时也，寅时即气口也，千万不要望文生义的认为《内经》是让你在凌晨3~5点的时候诊病人脉象。

因此，《难经》所谓一脉分四时具体候法是依照五鼠遁时，取太阴气口，去候五脏之气，这样你才能知道五脏的盛衰。把"春夏秋冬"错认为真实四季的是望文生义，不明所谓也。四时脉法根本不是很多人认为的："春季，脉为弦"就是说整个春季72天脉象都是弦的，要知道经文"春夏秋冬"四时是五行的代名词，是十天干的代名词，是五甲子时的代名词，不明白这点你闹笑话事小，以此指导临床实践必然头破血流，造成学《内经》时感到理论很美，但是落不到实处，由此心生忿恨，埋怨"古圣"满纸荒唐言，只是朴素的、简陋的、原始的自然观罢了。

《内经》的价值不仅仅是我们后人著书立作时，用来摘取几句经文充场面的"葵花宝典"，其所载的理论是能指导中医临床实践的，必然也是会在临床得到验证的。明白什么是真正的四时后，在回过头去读《内经》的经文，你就会清晰很多，也会理解经文到底在讲些什么！

第六节　一脉如何分四时

《难经》谓一脉分四时，所谓"一脉"即指独取寸口之脉，就是说寸口脉不只能分配五脏，还能分配四时，因为五脏通于四时，《灵枢·本脏》曰："五脏者，所以参天地，副阴阳，而运四时，化五节者也。"《天回老官山汉墓医简》有："肝甬（通）天为口"（简035）；"肺甬（通）天为秋·口"（简042）；"肾甬（通）天为冬口"（简033）；"脾甬（通）天为中州口"，春夏秋冬四脉，加中州为五脉。《素问·五脏生成》曰："诊病之始，五决为纪，欲知其始，先建其母。所谓五决者，五脉也。"杨上善注云："诊五脏之脉，以知其病，故为其母。母，本也。"

其中，五脏在寸口三部有其术理规则，是固定的，但是四时分配是活的，而非固定位置的，这里就有一个"挨排"四时的法则。如何"挨排"？《素问·脉要精微论》云："脉其四时动奈何？知病之所在奈何？知病之所变奈何？知病乍在内奈何？知病乍在外奈何？请问此五者，可得闻乎。岐伯曰：请言其与天运转大也。万物之外，六合之内，天地之变，阴阳之应，彼春之暖，为夏之暑，彼秋之忿，为冬之怒，四变之动，脉与之上下，以春应中规，夏应中矩，秋应中衡，冬应中权"。这里经文已经说明挨排法以四时顺行之序挨排四脏，即：春应肝，夏应心，秋应肺，冬应肾。即如表1-8所示：

表1-8　　　　　　　　　　　　四时挨排

左			右		
寸：心	夏②		寸：肺	秋③	
关：肝	春①		关：胃	长夏⑤	
尺：肾	冬④		尺：命门	冬④	

①②③④⑤即：中规，中矩，中衡，中权及中五，合称"五中"。《素问·阴阳应象大论》云："观权衡规矩，而知病所主。"《素问·疏五过论》云"奇恒五中"，《素问·方盛衰论》"章五中之情"此也。

需要注意，经文所云"春弦，夏钩，秋毛，冬石"只是以肝为例挨排四时，故而正好配肝为春弦，心为夏钩，肺为秋毛，肾为冬石。四时之脉，《素问·玉机真藏论》经文言春弦，夏钩，秋毛，冬石，并非直言肝脉、心脉、肺脉、肾脉，而是言"春脉者，肝也，东方木也，万物之所以始生也"，而非"肝脉者，春也"，此细微之处表明四时脉与寸口五脏非是固定死的配法，因为"四变之动，脉与之上下"，就是说四时是会流转变动的，肝可以有四时之弦钩毛石变动，心可以有四时变动，肺可以有四时变动，肾也可以如此。凡是合春时脉的脏，其脉象都是"其气来软弱，轻虚而滑，端直以长，故曰弦"。凡是合夏时脉的脏，其脉象都是"其气来盛去衰，故曰钩"。凡是合秋时脉的脏，其脉象都是"其气来轻虚以浮，来急去散，故曰浮"。凡是合冬时脉的脏，其脉象都是"其气来沉以搏，故曰营（石）"。

如果脉当合四时而不见时脉，则为病，即所谓"当至而不至，不当至而至"，例如肝脉春时，当弦不弦为病，若非春时，不当弦而弦则亦为病出于肝。这在《脉经·迟疾短长杂脉法第十三》有段论述："脉数则在腑，迟则在脏。脉长而弦病在肝（扁鹊云：病出于肝），脉小血少病在心（扁鹊云：脉大而洪，病出于心），脉下坚上虚病在脾胃（扁鹊云：病出于脾胃），脉滑（一作涩）而微浮病在肺（扁鹊云：病出于肺），脉大而坚病在肾。（扁鹊云：小而紧）。"这里的弦为病肝，与春肝当弦是两种不同背景下的定义，如果不清楚四时的变动规则很多学者都会为此迷惑不解。

那么问题来了，细心的读者都会发现，这里只说四时四脏，那么第五脏怎么不论？这个问题，我们会在下一节里论述。

第七节　四时脉与胃气

四时脉气有变动，那么作为很重要的水谷之本－脾胃有没有四时变动呢？显然是有的。四时脉动都需要有"中五"胃气的参与，才能正常运行。有胃气存在，肝才能弦，心才能钩，肺才能毛，肾才能石。否则就如《素问·平人气象论篇》所云："所谓脉不得胃气者，肝不弦，肾不石也。"《玉机真脏论》云："五脏者，皆禀气于胃，胃者，五脏之本也。脏气者，不能自致于手太阴，必因于胃气，乃致于手太阴也，故五脏各以其时，自胃而致于手太阴。"

因此只有四时脉，将是不完整的脉诊，必须加上"中五"胃气脉诊，才能"章五中之情"。这其实是一个四时脉＋胃脉的诊病方式，这样才能完整地合五行五脏。《难经·十五难》"胃者，水谷之海，主禀。四时皆以胃气为本，是谓四时之变病，死生之要会也"。

《素问·平人气象论》云："平人之常气禀于胃。胃者，平人之常气也，人无胃气曰逆，逆者死。"我们必须要认识到《内经》是论述治病的著作，因此它的论述不能泛泛地去理解，必然是有所指。这里所谈"胃气"并非一般性养生论述，而是四时脉结合寸关尺来讲的。寸关尺中右关之位乃胃脉所在，脉诊时，此部有胃气即平人，无胃气曰逆，"无胃气者，但得真脏脉""脉无胃气死"。此篇论述是以四时脉法诊胃气定平人与病人，主要是用来断生死的。故而其文中春夏秋冬的表述，不要理解为是一年四季的气候，《内经》从来就不是气候指南书。

胃气本身的脉象是"微缓弱"，胃为土之体，是四时之本。土之用乃脾，其行胃气于四脏，则胃气得以旺于四季之末，故而四季各有胃脉，即有春胃、夏胃、秋胃、冬胃，另外还有本身的长夏之胃。对于胃气的旺衰变化，亦符合四时变动，《脉经·诊四时相反脉证第四》云："春三月木王，肝脉当先至，心脉次之，肺脉次之，肾脉次之，此为四时王相顺脉也。"这里经文举春时为例，说明春胃的旺衰规律。

春时即甲乙，平人之气口肝脉当得平肝脉，《素问·平人气象论》云"软弱招招，如揭长竿末梢，曰肝平"此为应春时，故曰平。《难经·十五难》"气来厌厌聂聂，如循榆叶曰平"。《四时经》云："冬至之后得甲子，少阳起于夜半，肝家王，肝者东方木，万物始生，其气来软而弱，宽而虚。故脉为弦。软即不可发汗，弱即不可下。宽者汗，开者通，通者利，故名曰宽而虚。春以胃气为本，不可犯也。"此时诊右关胃部，当"春（胃）脉微弦曰平"。故而经又曰："春胃微弦曰平。"以术理来讲，春二月（寅卯）为平肝脉，春三月（辰）为春季末土旺，为春胃脉。平人春脉当弦而有胃，这才是"平肝脉"，即所谓"春以胃气为本"之意也。

"弦多胃少曰肝病"，此处说的是诊病肝脉。即春时如果胃气不足，那么弦脉象即非平肝脉，而是病肝脉。《素问·平人气象论》云"病肝脉来，盈实而滑，如循长竿，曰肝病"。《难经·十五难》"益实而滑，如循长竿曰病""弦多胃气少曰病"。

"但弦无胃曰死"，乃见死肝脉，而即胃部不得胃气，而肝只见弦脉，《平人气象论》云："死肝脉来，急益劲，如新张弓弦，曰肝死。"《难经·十五难》云："急而劲益强，如新张弓弦曰死。"《平人气象论》云："平人之常气，禀于胃。胃者，平人之常气也。人无胃气曰逆，逆者死。"故而云："所谓无胃气者，但得真脏脉不得胃气也。"

另外，对比《太素·真脏脉形》曰："真肝脉至，中外急，如循刀刃清清然，如按瑟弦。"大部分人认为两者脉形是一样的，其实不然，如果脉象一致，经文不会采用两种描述词语，其实死肝脉成为真脏脉是有条件的，《素问·平人气象论》云："肝见庚辛死……是为真脏见，死。"就是说死肝脉成为"真脏脉"是有时间条件来判断的，死木被金克时，才是见真脏脉，此时脉象是真脏脉象。《素问·玉机真脏论》曰："邪气胜者，精气衰也，病甚者，胃气不能与之（脏气）俱致于手太阴，故真脏之气独见。独见者，病胜脏也，故曰死。"

其他三时的胃气都是类此，只是长夏胃气有点特殊，《素问·平人气象论》曰"长夏胃微软弱为平"；《难经》又云"脾者，中州也，其平和不可得见"，而脾脉不得见，因为其应四时而变，春弦，夏钩，秋毛，冬石，故而《素问·宣明五气篇》曰："脾脉代"，"脾脉代者，谓胃气随时而更，此四时之代也。"因此长夏时，右关部得见者是平胃脉。如若有病，则得见病脾脉，"病脾脉来，实而盈数，如鸡举足，曰脾病。死脾脉来，锐坚如鸟之喙，如鸟之距，如屋之漏，如水之流，曰脾死"。

但是《脉经·四时相反脉》又云："六月土旺，脾脉当先至。"那么脾脉到底能见还是不能见？我们说"见与不见"是有规则的，前面我们已经论述过脾胃的体用有别的特殊性，此六月乃长夏时，土旺，此时寸口四脏部位当见平脾脉，故而《素问·平人气象论》又云"平脾脉来，和柔相离，如鸡践地，曰脾平"，大家要明白，此处平脾脉与前述平胃脉的不同。

第八节　五五二十五病

四时脉法以五行生克为基础，必然会以"我"为中心产生：我生，我克，生我，克我，同我的五种作用关系，故而于此脉法相应的产生有五邪的概念，如何分别所受之邪？

《难经·五十难》曰："病有虚邪，有实邪，有贼邪，有微邪，有正邪，何以别之？然：从后来者为虚邪，从前来者为实邪，从所不胜来者为贼邪，从所胜来者为微邪，自病为正邪。"所谓"后来""前来""所不胜""所胜"即以我为中心论生克关系，并非实质性的身后面来"邪"，此以生克关系定的五邪。

《难经·四十九难》又云："何谓五邪？然：有中风，有伤暑，有饮食劳倦，有伤寒，有中湿，此之谓五邪。"《脉经·辨脏腑病脉阴阳大法第八》有论述："脉来浮大者，此为肺脉也；脉来沉滑，如石，肾脉也；脉来如弓弦者，肝脉也；脉来疾去迟，心脉也。脉来当见而不见为病。病有深浅，但当知如何受邪。"此以风暑食寒湿五邪配四时五脏脉论病因，成为辨病的基本分类：以中风配春，为肝；伤暑配夏，为心；饮食劳倦配长夏，为胃；伤寒配秋，为肺；中湿配冬，为肾。

于是两种五邪概念结合成五五二十五种，即《素问·玉机真脏论》云"故病有五，五五二十五变"。

对此《难经·四十九难》以心火为例说明："假令心病，何以知中风得之？然：其色当赤。何以言之？肝主色，自入为青，入心为赤，入脾为黄，入肺为白，入肾为黑，肝为心邪，故知当赤色也。其病身热，胁下满痛，其脉浮大而弦。中风得之为虚邪。"此为心得肝脉，为木生火，从后来为虚邪。

"何以知伤暑得之？然：当恶臭。何以言之？心主臭，自入为焦臭，入脾为香臭，入肺为腥臭，入肾为腐臭，入肝为臊臭，故知心病伤暑得之，当恶臭也。其病身热而烦，心痛，其脉浮大而散。伤暑得之为正邪。"

"何以知饮食劳倦得之？然：当喜苦味也。虚为不欲食，实为欲食。何以言之？脾主味，自入为甘，入肺为辛，入肾为咸，入肝为酸，入心为苦，故知脾邪入心，为喜苦味也。其病身热而体重嗜卧，四肢不收，其脉浮大而缓。饮食劳倦得之为实邪。"

"何以知伤寒得之？然：当谵言妄语。何以言之？肺主声，自入为哭，入肾为呻，入肝为呼，入心为言，入脾为歌，故知肺邪入心，为谵言妄语也。其病身热，洒洒恶寒，甚则喘咳，其脉浮大而涩。伤寒得之为微邪。"

"何以知中湿得之？然：当喜汗出不可止。何以言之？肾主液，自入为唾，入肝为泣，入心为汗，入脾为涎，入肺为涕，故知肾邪入心，为汗出不可止也。其病身热，小腹痛，足胫寒而逆，其脉沉濡而大。中湿得之为贼邪。"

对于经文的论述可以见图1-8。

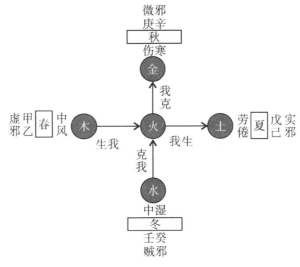

图 1-8 五邪图

《王叔和脉诀》云："虚邪，虚则补其母，虽病自愈。实邪，实则泻其子，虽病易愈。微邪，虽病即瘥。贼邪，大逆，十死不治。"

这二十五种病只是最基础的变化，在此基础上，病有传变转化，这样病症就会无穷尽了。

第九节 《内经》四时脉案例分析

《素问·病能论》云："帝曰：有病厥者，诊右脉沉而紧，左脉浮而迟，不然病主安在？岐伯曰：冬诊之，右脉固为沉紧，此应四时，左脉浮而迟，此逆四时，在左当主病在肾，颇关在肺，当腰痛也。帝曰：何以言之？岐伯曰：少阴脉，贯肾络肺，今得肺脉，肾为之病，故肾为腰痛之病也。"文中"冬诊之"即是四时脉法，诊病时，肾为冬时，脉当石。诊右脉尺部肾位得沉紧，这符合冬脉，就是应冬时。而左尺肾部脉浮而迟，为得肺毛之脉，为冬时得秋脉，为逆四时，因此病在肾，病因为秋肺，为寒。肾为水，秋为金，水得金生乃邪从后方来，为虚邪，为肾虚，故而岐伯断"少阴脉，贯肾络肺，今得肺脉，肾为之病，故肾为腰痛之病也"。

巧的是在《史记·扁鹊仓公列传》仓公有一病例也是病肾，却是一个女子。正好两例一起做一个对比，大家能看出更多东西来。

《史记·扁鹊仓公列传》中记载仓公淳于意为西汉初年齐派医学的杰出代表人物，《史记·扁鹊仓公列传》记载："太仓公者，齐太仓长，临淄人也，姓淳于氏，名意。"临淄，为今山东省淄博市临淄区（淄博市东北）。因其做过齐国的太仓长，故被尊称为"太仓公"或"仓公"。淳于意约生于公元前215年，卒于公元前150年左右，享年约65岁。司马迁高度评价了淳于意的医学成就，即"扁鹊言医，为方者宗，后世序，守数精明，弗能易也，而仓公可谓近之矣"。故为扁鹊和淳于意撰写传记，并将二人相提并论，显示了淳于意在中国医学史上的历史地位。东汉末年，张仲景在《伤寒杂病论·序》中充分肯定了淳于意的医学地位，即"上古有神农黄帝、岐伯、伯高、雷公、少俞、少师、仲文，中世有长桑、扁鹊，汉有公乘阳庆及仓公，下此以往，未之闻也"。

淳于意继承的扁鹊医术，其在西汉高后八年（公元前180年），从师于已年过七十的临淄元里的公乘阳庆，并受其《脉书》《上下经》《五色诊》《奇咳术》《揆度阴阳》《外变》《药论》《石神》，《接阴阳》等禁方书。在《素问·疏五过论》中有"上经下经，揆度阴阳，奇恒五中"与之相同，因此可知现今的《内经》即继承《扁鹊医书》内容。公乘阳庆称自己所秘藏的医书是"古道遗传"。

黄龙祥先生在《扁鹊医学特征》一文中这样论述：仓公当年传承的"黄帝扁鹊脉书"在内的不同传本的脉络。仓公当年所受之扁鹊《脉书》的主体内容被王叔和《脉经》辑录，并与传世本《内经》以不同形式传承，其晚期传本的部分内容存于《难经》；仓公所受之《五色诊》则由《脉经》《删繁方》引录之"襄公问扁鹊"传本、《千金翼方》辑引"黄帝问扁鹊"传本，以及《灵枢·五色》传本。《素问·示从容论》雷公请诵的"脉经上下篇"，也即《扁鹊仓公列传》仓公所受之"脉书上下经"。

另外在其《扁鹊医籍辨佚与拼接》研究文章中认为：传世本《黄帝内

经》撰用了大量的扁鹊医论，基于《史记·扁鹊仓公列传》这一确定的"坐标"，加上对《脉经》和《备急千金要方》《千金翼方》引文的最新发现，使得我们能够对传世本《黄帝内经》基本构成中扁鹊医学的成分有更加准确的判断。可以借助以下方式在传世本《黄帝内经》辨识出更多的扁鹊医籍的文本或学术思想：①确定的扁鹊佚文判定；②依据扁鹊医学的特征判定。通过以上诸法巧妙的综合应用，在传世本《黄帝内经》的基本构成中辨识出的扁鹊医学成分相当可观，并可见不同时期不同传本间扁鹊学术的演变轨迹。《难经》一书采用的是扁鹊医书的晚期传本，其学术思想较之早期、中期的扁鹊医学已有较明显的差异。总之，直接据不同时期不同传本扁鹊医书引录的文献为：《脉经》《删繁方》《千金翼方》《黄帝内经》《难经》。其中最忠于原书引用者当属《脉经》；而人们最不熟悉的是《删繁方》，在《黄帝内经》已经取得绝对正统地位的当时，该书编者却对扁鹊医学情有独钟，不仅大量引用其文，而且发扬了扁鹊的"六虚""六极""六绝"理论。将传世医籍遗存的扁鹊医籍佚文，依据其问答名氏可概括为3种传本："襄公问扁鹊"传本——《删繁方》所传；"黄帝问扁鹊"传本——仓公所受及《千金翼方》所传；"雷公问黄帝"传本——传世本《黄帝内经》所传。

张朝阳先生在《史记仓公列传》探微中写道："观史记记载，淳于意在汉文帝前自称为"国工"，因为有许多诸侯、官员派遣医官到淳于意处学习医术。"临菑人宋邑。邑学，臣意教以《五诊》，岁余。济北王遣太医高期、王禹学，臣意教以《经脉高下》及《奇络结》，当《论俞所居》，及《气当上下出入邪正逆顺》，以宜石，定砭灸处。岁余，菑川王时遣太仓马长冯信正方，臣意教以《案法》《逆顺》《论药法》《定五味》及《和齐汤法》。高永侯家杜信喜脉来学，臣意教以《上下经脉》《五诊》，二岁余。临菑召里唐安来学，臣意教以《五诊》《上下经脉》《奇咳》《四时应阴阳重》，未成，除为齐王侍医。"从文中可知，仓公先后有弟子宋邑、高期、王禹、冯信、杜信、唐安6人。所学主要内容为上下经脉、脉诊、汤药以及奇病、四时阴阳、针灸等。学习时间长短不一，一年以上，三年之下。淳于意弟子较多，有的还是奉各地诸侯王之命来拜师的太医，足见其医术之高明。淳于意不吝惜自己所学，倾囊而授，因材施教，培养了一些优秀的医家，使弟子学有所成，皆具一技之长，这对于汉代医学的普及有非常重要的意义。"

近来张家山汉墓出土的脉经，成都老官山汉墓出土的扁鹊医书，都可能是当时仓公传授的结果。可见，在中国医学教育史上，淳于意是一位继往开来、承前启后的人物。因此，汉代整理而成书的《黄帝内经》其实就是基于仓公所传医书整理而来，因此你既会看到其中夹杂某些汉代词语用法，也会看到更古老的用词遣句，我们不能因为文中所有的"汉代词语"就武断认为《内经》最早是汉代出现的，也不能因为文中有"黄帝，岐伯等"就武断认为是后人伪造经文，更不能把《黄帝内经》与扁鹊医学对立起来，认为是两种不同流派。

接下来我们来看仓公医案原文："济北王侍者，韩女病要背痛，寒热，众医皆以为寒热也。臣意诊脉，曰："内寒，月事不下也。"即窜以药，旋下，病已。病得之欲男子而不可得也。所以知韩女之病者，诊其脉时切之，肾脉也，啬而不属。啬而不属者，其来难坚，故曰月不下。肝脉弦，出左口，故曰欲男子不可得也。"

案例中一句"诊其脉时切之，肾脉也"是关键点，表明仓公用的是四时脉法，当时的脉时是肾脉，即冬时。冬时脉当石，《难经·十五难》云"冬脉石者，肾北方水也，万物之所藏也，盛冬之时，水凝如石，故其脉之来，沉濡而滑，故曰石。"案中仓公陈述了诊脉部位，韩女得"肝脉弦，出左口。"我们知道女子左寸口候命门，《难经》云："男子藏精，女子系胞。"所谓"胞"即胞胎，子宫。故知当时仓公是诊女子左寸口得弦脉，为肝脉，是冬行春令，得冬时却不得冬气，乃时至而肾气不至，为涩。故而云"啬而不属者，其来难坚，故曰月不下。"冬应寒反温，民病寒热，作痢，气血不和，因此韩女表现为"寒热"。命门主管生殖，得春时脉，肾水生肝木，乃实邪，五行意象结合可以推断韩女思春"欲男子不可得也"。

从这两个案例可以看出：

第一，四时脉法是《内经》《难经》中的基本脉法，掌握它就可以读懂某些医经医案。

第二，男女脉诊，其五脏在气口分布是有区别的，但是自古至今，运用寸关尺脉诊的医家对此很少有人认识到此点。

第三，难经对于"肾有二藏，左肾右命门"的论述是针对寸关尺三部脉法来讲的，非解剖位置。

第四，两个病例都为肾病，都表现为"腰痛"，但是病邪有异，即所谓"病源"不同，这里就有一个诊断疾病的普遍问题：病症类同，但是根源有异，如何才能有针对地治疗？这个问题汉文帝也问了仓公："所诊治病，病名多同而诊异，或死或不死，何也？"仓公回答："病名多相类，不可知，故古圣人为之脉法，以起度量，立规矩，县权衡，案绳墨，调阴阳，别人之脉，各名之，与天地相应，参合于人，故乃别百病以异之，有数者能异之，无数者同之。"仓公回答了为何中医会有脉法的原因是为了分别百病。脉法背后具有的阴阳规矩，这也称为"数"，"有数者能异之，无数者同之"。关于扁鹊治病的特点，《史记·太史公自序》司马迁做了这样的概括"守数精明"，这个"数"即规矩之意，内经称为"至数"。《素问·玉机真脏论》云："得脉之大要，天下至数，五色脉变，揆度奇恒，道在于一，神转不回，回则不转，乃失其机，至数之要，迫近以微，著之玉版，藏之脏腑，每旦读之，名曰玉机。"《素问·天元纪大论》云："至数之极，迫近以微，其来可见，其往可追，敬之者昌，慢之者亡，无道行私，必得夭殃。谨奉天道，请言真要。"又云："善言始者，必会于终，善言近者，必知其远，是则至数极而道不惑，所谓明矣。愿夫子推而次之，令有条理，简而不匮，久而不绝，易用难忘，为之纲纪，至数之要，愿尽闻之。"这才是中医独特的地方，如同西医背后有其学理体系一样，中医有"至数之道"，失去这个"数"，中医必然会沦为"经验医学""朴素医学"了，而当今中医发展的状况，出现了"废脉存方""废医存药"的歪风，正是失去了"规矩"造成的必然结果。

第二章 四时脉法临床应用

第一节 四时脉法中的核心——脉时

遵时守位，知常达变。在脉法上也是如此，不知常脉，则不知病脉，不知病脉则辨不了五脏六腑之间虚实盛衰，更不要说辨病在何经、何脏、何腑。因此学脉诊，必须要知道什么是常脉，指下要能候出什么是常脉。可是自《内经》《难经》之后，脉学逐渐失去了最重要的内核——脉时。后世脉法只是在脉形脉象上下功夫了，而不知还有脉时。丢掉了脉时，我们在中医临床上其实连什么是常脉都不会把握，只是泛泛地碎碎念"从容、和缓、流利"。

"春弦，夏洪，秋浮，冬沉"。古往今来，后世医家对这八个字的解读不可谓不详尽，有几位医家已经触碰到四时脉法的核心——脉时。奈何没有体悟到《内经》里正确的阴阳五行模型而走了岔路，依旧是"白云望不尽，高楼空倚栏"。

清·王贤《脉贯》："复有节气不同，须知春夏秋冬。建寅卯兮木旺，肝脉弦长以相从。当其巳午，心火而洪。脾属四季，迟缓为宗。申酉是金为肺，微浮短涩宜逢。月临亥子，乃是肾家之旺；得其沉细，各为平脉之容。既平脉之不衰。反见鬼兮命危。子扶母兮瘥速。母抑子兮退迟。得妻不同一治，生死仍须各推。假令春得肺脉为鬼，得心脉乃是肝儿，肾为其母，脾则为妻。春得脾而莫疗，冬得心而不治，夏得肺而难瘥，秋得肝亦何疑。此乃论四时休旺之理，明五行生克之义。肝脏脉法。肝脉弦而长。肝合筋，脉循筋脉而行。持肝脉之法，下指如十二菽之重，重按至筋，而

059

脉如切绳曰弦，迢迢端直而长，此肝脉之平也。肝部不见弦而见短涩，此肺金刑之也，是为贼邪；见缓大，此脾土侮之也，是为微邪；见洪大，此心火乘之也，是为实邪；见沉细，此肾水救之也，是谓虚邪。"

明·李中梓《诊家正眼》："脉分四方：东极之地，四时皆春，其气暄和，民脉多缓。南极之地，四时皆夏，其气蒸炎，民脉多软。西极之地，其气清肃，民脉多劲。北极之地，四时皆冬，民脉多石。弦脉：体象，弦如琴弦，端直以长，指下挺然。主病，弦为肝风，主痛主疟，主痰主饮。弦在左寸心中必痛；弦在右寸，胸及头痛。左关弦弓，痰疟症瘕；右关弦见，胃寒膈痛。左尺逢弦，饮在下焦。右尺逢弦足挛疝痛。"

日本·丹波元简《脉学辑要评》："诊脉须要先识时脉（丹注：时脉乃四方分方异宜之法，不指一人四时），胃脉与府藏平脉。然后及于病脉。时脉春三月，六部中带弦（丹注：人不因四时而迥异，春脉指东极之人弦实物弦直与钩曲相反）；夏三月（丹注：南极之人）六部中俱带洪（丹注：改钩作洪）；秋三月（丹注：西极之人）俱带浮；冬三月（丹注：北极之人）俱带沉。胃脉谓中，按之得和缓。府藏平脉（丹注：中央之极）。心脉浮大而散，肺脉涩而短，肝脉弦而长，脾脉缓而大，肾脉沉而软滑（丹注：此皆用针候气法）。凡人府藏脉既平，胃脉和，又应时脉，乃无病者也。反此为病（丹注：全祖难经人脉不因四时而变，弦钩毛石亦非诊法，定名不过取直曲轻重相反四名词，以示四方之脉相反不同耳，旧说皆误）。"

清·李延昰《脉诀汇辨》："今即以一弦脉论之。若过于微弦而太弦，是为太过，太过则气实强，气实强则气鼓于外而病生于外。脉来洪大、紧数、弦长、滑实为太过，必外因风寒暑湿燥火之伤。不及于微弦而不弦，是谓不及，不及则气虚微，气虚微则气馁于内而病生于内。脉来虚微、细弱、短涩、濡芤为不及，必内因喜怒忧思悲恐惊七情之害。其钩、毛、石之太过不及，病亦犹是。上古《脉要》曰：'春不沉，夏不弦，秋不数，冬不涩，是谓四塞。'谓之脉从四时者，不循序渐进，则四塞而不通也。

所以初当春夏秋冬孟月之脉，则宜仍循冬春夏秋季月之常，未改其度，俟二分，二至以后，始转而从本令之王气，乃为平人顺脉也。故天道春不分不温，夏不至不热，自然之运，悠久无疆。使在人之脉，方春即以弦应，方夏即以数应，躁促所加，不三时而岁度终矣，其能长世乎！故曰，一岁之中，脉象不可在见。如春宜弦而脉得洪，病脉见也，谓真藏之气先泄耳。今人遇立春以前而得弦脉，反曰时已近春，不为病脉。所谓四时之气，成功者退，将来者进。言则似辨，而实悖于理矣。"

清·叶子雨《脉说》："左寸心应乎夏，夏脉当洪。左关肝应乎春，春脉当弦。右寸肺应乎秋，秋脉当浮。右关脾应乎四季土。土脉当缓。两尺肾应乎冬，冬脉当沉。按汪氏曰：不问何部，凡弦皆肝。凡洪皆心。凡缓皆脾。凡浮皆肺。凡沉皆肾也。若见于一二部，或见于一手，当随其部位之生克以断顺逆。"

清末民初·罗哲初《脉纬》："四时脉法：春脉者，肝脉也，东方木也，万物始生也，故其气来，耎弱轻虚而滑，端直以长，故曰弦，反此者病。其气来实而强，此谓太过，病在外；其气来不实而微，此谓不及，病在中。太过则令人善怒，忽忽眩冒而巅疾；不及则胸背引痛，下则两胁胠满。此言者脉之象也；太过则自病，善怒，眩冒巅疾之病作于外也；不及则入于腑，故胸背胁胠之病作于中也。"

大家读到这里后，对"脉时"这个概念会一时转换不过来。就以弦脉来讲，《素问·玉机真脏论》"黄帝问曰：春脉如弦，何如而弦？岐伯对曰：春脉者，肝也，东方木也，万物之所以始生也，故其气来软弱，轻虚而滑，端直以长，故曰弦，反此者病。"可后世脉书对弦脉的论述几乎都是集中在"弦主肝病"，而对于常脉的"春脉弦"则不明所以，一笔带过。

例如明·汪绮石《理虚元鉴》云："弦为中虚。心肾不交，两寸弦数，两尺涩。血虚痰火，左寸涩而弦数。气口脉弦而数者，脉痿也，弦细拘急。阳弦头痛。阴弦腹痛。单弦饮癖。双弦寒痼。若不食者木来克土。必难治。"

清·黄元御《四圣心源》云："弦牢者，阴气之旺也……然弦牢之中，而有濡弱之象，则肝平，但有弦牢，而无濡弱，则肝病矣……弦亦为寒……弦亦为痛。"

明·李时珍《濒湖脉学》云："弦脉：端直以长（《素问》）。如张弓弦（《脉经》）。按之不移，绰绰如按琴瑟弦（巢氏）。状若筝弦（《脉诀》）。从中直过，挺然指下（《刊误》）。弦脉在卦为震，在时为春，在人为肝。轻虚以滑者平。实滑如徇长竿者病，劲急如新张弓弦者死。池氏曰：弦紧而数劲太过，弦紧而细为不及。戴同父曰：弦而耎。其病轻。弦而硬。其病重。《脉诀》言：时时带数。又言：脉紧状绳牵。皆非弦象。今削之。体状诗：弦脉迢迢端直长，肝经木王土应伤，怒气满胸常欲叫，翳蒙瞳子泪淋浪。相类诗：弦来端直似丝弦，紧则如绳左右弹，紧言其力弦言象，牢脉弦长沉伏间。又见长脉。主病诗：弦应东方肝胆经，饮痰寒热虐缠身，浮沉迟数须分别，大小单双有重轻。寸弦头痛膈多痰，寒热癥瘕察左关。关右胃寒心腹痛，尺中阴疝脚拘挛。弦为木盛之病。浮弦支饮外溢。沉弦悬饮内痛。虐脉自弦。弦数多热，弦迟多寒。弦大主虚，弦细拘急。阳弦头痛，阴弦腹痛。单弦饮癖，双弦寒痼。若不食者，木来克土，必难治。"

观上述"脉书"对弦脉主病的论述是信誓旦旦，特别是《濒湖脉学》，是对我们现在的中医脉诊教学很有影响力的一本书。我们摸着良心说，读完上面医家的著作，你能不能在临床脉诊中做到如书所论述的那样"信誓旦旦"？大家会说脉诊只是四诊之一，中医看病讲的是四诊合参，不能只看脉；没错，问题是你的脉诊辨不了常脉与病脉，脉诊失去了诊断意义了！你总不能每每临阵都要舍脉从症吧。大家可能还会说"医者，意也"。"医者，意也"最早出自《后汉书·方术列传·郭玉》，原文载"医之为言，意也。"《说文解字》对"意"的解释为"意，志也。志即识，心所识也。意之训测度、为记……察颜而知意也"。即用心去察言观色，就可以知道其意图所在。《康熙字典》中的解释为"意，心所无虑也。谓于无形之处，用心思虑也。无虑，即虑无也"。即内心中没有忧虑，用心思考的一种状态。根据字书中的解释，可以知道"意"字有两种解释，一种是"察言观色以知晓其意图"，另一种是"内心没有忧虑，用心思考"。明代谢肇淛所著《五杂俎·卷五》载："意难于博，博难于理，医得其意，足称国手矣。""然须博通物性，妙解脉理，而后以意行之，不则妄而轻试，足以杀人而已。""医特意耳，思虑精则得之。"含义是"意"的难点在于博，博的难点在于理，于医道欲要领悟其中的"意"，就要博而明理，作为医生需要广博地通晓事物的性质，巧妙地理解脉诊的道理，然后要通过精深的思考才能明白，来实施它，否则妄加试验足以杀人害命。清代龙绘堂所著《蠢子医》原序云："甚矣，医道之难也。医者意也，不可以妄试，不可以轻尝。"清代臧达德《履霜集》自序云："盖医者意也。借望闻问切四者，以一己之心理而揣度夫病理，援五行生克之标榜，而定其所伤何部。以形式而言，似属谈空，细绎之固有至理在焉。"如果我们误解"意"，以为只是"随心所欲"的发挥而毫无规矩，那么我告诉你们这种思想是害人的。

　　我们反复讲中医阴阳五行理论体系的逻辑性是很严密的，中医脉诊如果失去脉时理论的指导，不知四时、四季、五行的真正含义，必然无法真正的脉诊。试问：临床上一见弦脉就是病脉吗？或者说只能在春季里才有正常的弦脉？其他三个"季节"只要出现弦脉就都可以诊断为病脉吗？你会说正常弦脉比病弦脉要柔和，好，在春季，柔和的弦脉出现在寸关尺六部中的哪一部是正常的？是左关部，还是六部都出现？如果正常弦脉只能出在左关部，你在临床上体会到在春季90天里左关都出现柔和的弦脉吗？假如在某季的某天某个时间段，如果右关出现了柔和的弦脉，你怎样来判断是正常脉还是病脉？假如按《脉说》中汪氏所论："不问何部，凡弦皆肝。凡洪皆心。凡缓皆脾。凡浮皆肺。凡沉皆肾也。若见于一二部，或见于一手，当随其部位之生克以断顺逆"，右关主脾胃，脾胃部无论何时出现弦脉，我们都能直接说成脾得肝脉，逆四时脉，贼邪，十死不治吗？显然是不符合临床现实的，我相信很多大夫在右关都候到过弦脉，但病人并未表现出死症。那这样来是《内经》错了还是汪氏错了？

我们讲正确的中医理论必然能指导临床诊疗，而正确的中医理论也必然会在临床诊疗过程中得到验证。这还仅仅是一个"弦脉"在中医临床面临的现实问题。所以毫不夸张地讲，明清以来大多数中医家临床用的脉诊都是经验脉诊。我们不是说经验是不好的，关键的问题是以"内难"为核心的中医学不是经验医学。明清时代，医家出书也是不容易的，这些作者的脉书能出版现世，最起码说明了其在当时医学界的地位和影响力。书中虽开篇必引《内经》《难经》，但完全失去了《内经》《难经》的脉学精髓——脉时。

第二节 脉诊菽位的问题

近些年随着不断地考古发掘，使许多深埋于地下多年的医学文献重现于世。特别是 2012 年老官山汉墓的发掘，出土了大量的竹简，经过整理，可分为 9 部医书，其中除《五色脉诊》一部之外，皆无书名，经初步整理暂定名为《敝昔医论》《脉死侯》《六十病方》《尺简》《病源》《经脉书》《诸病症侯》《脉数》等。

老官山汉简里很多内容属扁鹊医学，《内经》中的很多篇也是扁鹊医学的内容。由此可见《内经》里记载的理法、诊法、脉法、针法甚至是汤药，在《内经》时代是直接运用于临床诊疗活动中的。可现在呢？《内经》几乎成了"文献"了。

不知常脉是因为我们不懂脉时。通过第一章的解析，现在我们知道什么是真正的四时了，那距离《内经》的四时脉法的临床操作只剩下一步之遥。

《难经·五难》曰："脉有轻重，何谓也？然：初持脉，如三菽之重，与皮毛相得者，肺部也，如六菽之重，与血脉相得者，心部也，如九菽之重，与肌肉相得者，脾部也，如十二菽之重，与筋平者，肝部也，按之至骨，举指来疾者，肾部也，故曰轻重也。"

《难经·四难》曰："脉有阴阳之法，何谓也？然：呼出心与肺，吸入肾与肝，呼吸之间，脾受谷味也，其脉在中。浮者阳也，沉者阴也，故曰阴阳也。心肺俱浮，何以别之？然：浮而大散者，心也，浮而短涩者，肺也。肝肾俱沉，何以别之？然：牢而长者，肝也，按之而濡，举指来实者，肾也。脾主中州，故其脉在中。是阴阳之法也。"见图2－1。

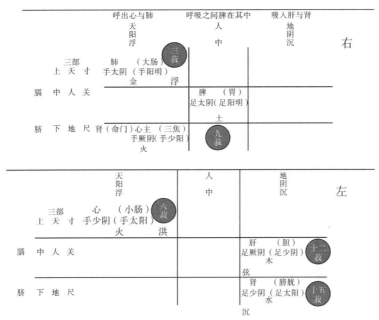

图 2－1　脉轻重图

提到三部九候，我们本能的就想到寸关尺三部，浮、中、沉九候，也就是不论脏位，不看脉时，三关六部一律浮取、中取、沉取。根据《难经》经文而得出的图形清晰地表明，浮中沉是根据"菽位"来定的。

朱栋隆在《四海同春》里也意识到"菽位"的三部九候问题，但却走了另一个误区："今《难经》以菽数为多少轻重，分脏腑上下之等第要，亦发挥《内经》未发之妙用……然《难经》肺心只言三菽，六菽，而遗一二四五菽，不言何所统属，无亦失之疏陋耶？十二菽重为肝部诊脉界限……肝部沉弦而长为平脉……肝部脉再上出于六菽之外有力搏指，又不弦长为肝部脉太有余，倍加本部清泄之药治之。肝部脉上出于本部之外为有余……肝部脉下入本部之下为不足，……"看完此论我想说的是，寸口处由皮肤按至骨，其间距是以厘米来计的，《难经》的五菽位法都是需要长期的训练来控制手指力度和指腹的敏感度。如按《四海同春》所言来候脉，细分出十五层菽位，想想就令人望而生畏。

前面说过，五脏有五气，脏气法时的意思就是：脏气的运行是以四时为法则的。五气来必然也是要守位。就是《难经·五难》经文："如三菽之重，与皮毛相得者，肺部也（肺气来），如六菽之重，与血脉相得者，心部也（心气来），如九菽之重，与肌肉相得者，脾部也（胃气来），如十二菽之重，与筋平者，肝部也（肝气来），按之至骨，举指来疾者，肾部也（肾气来）。"时上有气，气上有时，气要守位。

第三节　辨四时脉法的常脉

至此，完整的四时脉法临床操作全部要素已经全部复原出来了，接下来我们来演示四时脉法的操作步骤：

一、首先要定脉时，也就是定四时

前文讲了，四时是依据五鼠遁时法求（五）气至之时也。也就是一天内十二时辰所纳的天干来定时。甲乙为春时，肝主春，左关候肝气，弦脉为常。那在甲乙时的时间段中，能不能候脉来诊其他四脏气的情况呢？答案是肯定的。

二、要分菽位

菽位是看五五二十五脏气的来去是否合脉时。

三、分四时脉形

四时脉形是我们都熟悉的"春弦，夏洪，长夏缓，秋浮，冬沉"，也就是脉象。

这三个要点在四时脉法操作中缺一不可。比如：甲乙时左关是春脉弦，这里弦脉包含了甲乙时，左关十二菽的菽位，然后才是"其气来软弱，轻虚而滑，端直以长，故曰弦"、"软弱招招，如揭长竿末梢"。

下面我把甲乙时四时脉法的常脉，以表格的形式列出来，见表2－1：

表2－1　　　　　　　　　　　　　　　四时常脉

左	右
寸：（夏时）心、洪（六菽）	寸：（秋时）肺、浮（三菽）
关：（春时）肝、弦（十二菽）	关：（春）胃、微弦（九菽）
尺：（冬时）肾、沉（至骨）	尺：命门、沉（至骨）

读到这相信大家能领悟到《素问·六节藏象论》所载"五运相袭而皆治之，终期之日，周而复始，时立气布，如环无端，候亦同法。故曰不知年之所加，气之盛衰，虚实之所起，不可以为工矣"这段经文真意了吧。

四时脉法刚复原出来的时候，很多同道觉得不可思议，右关脾胃，在某个时间段内出现弦脉是正常脉？下面我用五行理论中的旺相囚死来解释一下。见表2－2。

表2－2　　　　　　　　　　　　　　　旺相囚死

	旺	相	囚	死
甲乙	弦	钩	毛	石
丙丁	钩	毛	石	弦
庚辛	毛	石	弦	钩
壬癸	石	弦	钩	毛

在《内经》的经文中"春夏秋冬"向来是五行五脏的代名词，因此五行旺相囚死，也道明了五脏在不同的时间内，处在不同的状态，五脏之中各有五脏气。陈士铎在《脉诀阐微》中所论："即一木而可通之火、土、水、金，即寅卯申酉而可通之子午巳亥辰戌丑未也矣。"即是此理。也是五脏以应四时五行也，此乃五五二十五脏气。

《灵枢·阴阳二十五人》："黄帝曰：余闻阴阳之人，何如？伯高曰：天地之间，六合之内，不离于五，人亦应之。故五五二十五人之政，而阴阳之人不与焉。其态又不合于众者五，余已知之矣。愿闻二十五人之形，血气之所生，别而以候，从外知内，何如？岐伯曰：悉乎哉问也，此先师之秘也，虽伯高犹不能明之也。黄帝避席遵循而却曰：余闻之得其人弗教，是谓重失，得而泄之，天将厌之，余愿得而明之，金柜藏之，不敢扬之。岐伯曰：先立五形金木水火土，别其五色，异其五形之人，而二十五人具矣。"此为五五二十五人形。

《辅行诀脏腑用药法要》经云："在天成象，在地成形，天有五气，化生五味，五味之变，不可胜数。今者约列二十五种，以明五行互含之迹，以明五味变化之用，如左：味辛皆属木，桂为之主，椒为火，姜为土，细辛为金，附子为水。味咸皆属火，旋覆花为之主，大黄为木，泽泻为土，厚朴为金，硝石为水。味甘皆属土，人参为之主，甘草为木，大枣为火，麦冬为金，茯苓为水。味酸皆属金，五味子为之主，枳实为木，豉为火，芍药为土，薯蓣为水。味苦皆属水，地黄为之主，黄芩为木，黄连为火，白术为土，竹叶为金。此二十五味，为诸药之精，多疗诸五脏六腑内损诸病，学者当深契焉"。此乃五五二十五味药精。

《难经·四十九难》云："何谓五邪？然：有中风，有伤暑，有饮食劳倦，有伤寒，有中湿，此之谓五邪。"此五邪以风暑寒湿配四时五行论病因，以中风配春，伤暑配夏，饮食劳倦配长夏，伤寒配秋，中湿配冬。于是两种五邪概念结合成五五二十五种，即《素问·玉机真脏论》云："故病有五，五五二十五变。"此乃病之二十五变。

故《素问·脉要精微论》云："微妙在脉，不可不察，察之有纪，从阴阳始，始之有经，从五行生，生之有度，四时为宜。补泻勿失，与天地如一，得一之情，以知死生。"

第四节　辨四时脉法病脉

四时脉法的常脉，我们已知晓。下面我们以甲乙时为例接着讲用四时脉法来辨五脏盛衰，五脏病脉。其辨别的标准就是"虚实贼微，本经自病"，即《难经·五十难》。见表2-3~表2-6。

表2-3　　　　　　　　　　　　　左关候肝胆

常脉	实邪	虚邪	贼邪	微邪
弦脉	洪脉	沉脉	浮脉	缓脉

表2-4　　　　　　　　　　　　　左寸候心小肠

常脉	实邪	虚邪	贼邪	微邪
洪脉	缓脉	弦脉	沉脉	浮脉

表2-5　　　　　　　　　　　　两尺候肾膀胱命门

常脉	实邪	虚邪	贼邪	微邪
沉脉	弦脉	浮脉	缓脉	洪脉

表2-6　　　　　　　　　　　　　右寸候肺大肠

常脉	实邪	虚邪	贼邪	微邪
浮脉	沉脉	缓脉	洪脉	弦脉

四时脉法在中医临床上的一个完整的脉诊信息包括：脉时、脉气（五脏气）、脉形（脉象）。例如《素问·病能论》中云："冬诊之，右脉固为沉紧。"再如《难经·四十九难》论五邪所伤时云："假令心病，何以知中风得之？然：其色当赤。何以言之？肝主色，自入为青，入心为赤，入脾为黄，入肺为白，入肾为黑。肝为心邪，故知当赤色。其病身热，胁下满痛，其脉浮大而弦……何以知伤暑得之？……其脉浮大而散；何以知饮食劳倦得之？……其脉浮大而缓；何以知伤寒得之？……其脉浮大而涩；何以知中湿得之？……其脉沉濡而大。"其中的"浮大而弦，浮大而散，浮

大而缓，浮大而涩，沉濡而大"并不是后世脉书解释"兼脉"的意思。其所论正是四时脉法的用法，"弦、散、缓、涩、沉"是夏脉时得的五脏气。就是"实、虚、本经、微、贼"五邪；"浮大"中的"浮"字不能当浮脉讲，而是脉势的意思，脉有来去，气有升降。"大"字就是五邪伤心，后心脉体现出的脉形。

四时脉法张仲景亦有论及，《伤寒论·辨脉法》师曰："立夏得洪（一作浮大脉），是其本位，其人病身体苦疼重者，须发其汗。若明日身不疼不重者，不须发汗。若汗濈濈自出者，明日便解矣。何以言之？立夏脉洪大，是其时脉，故使然也。四时仿此。问曰：东方肝脉，其形何似？师曰：肝者，木也，名厥阴，其脉微弦濡弱而长，是肝脉也。肝病自得濡弱者，愈也。假令得纯弦脉者，死。何以知之？以其脉如弦直，此是肝藏伤，故知死也。南方心脉，其形何似？师曰：心者，火也，名少阴，其脉洪大而长，是心脉也。心病自得洪大者，愈也。假令脉来微去大，故名反，病在里也。脉来头小本大，故名覆，病在表也。上微头小者，则汗出。下微本大者，则为关格不通，不得尿，头无汗者，可治，有汗者死。西方肺脉，其形何似？师曰：肺者，金也，名太阴，其脉毛浮也。肺病自得此脉，若得缓迟者，皆愈。若得数者则剧。何以知之？数者，南方火，火克西方金，法当痈肿，为难治也。问曰：二月得毛浮脉，何以处言至秋当死？师曰：二月之时，脉当濡弱，反得毛浮者，故知至秋死。二月肝用事，肝属木，脉应濡弱，反得毛浮脉者，是肺脉也。肺属金，金来克木，故知至秋死。他皆仿此。"

再来看《脉经·扁鹊诊诸反逆死脉要诀第五》："问曰：常以春二月中，脉一病人，其脉反沉。师记言：到秋当死。其病反愈，到七月复病，因往脉之，其脉续沉。复记言：至冬死。问曰：二月中，得沉脉，何以故处之至秋死也？师曰：二月之时，其脉自当濡弱而弦，得沉脉，到秋自沉，脉见浮即死，故知到秋当死也。七月之时，脉复得沉，何以处之至冬当死？师曰：沉脉属肾，真脏脉也，非时妄见。经言：王、相、囚、死。

冬脉本王脉，不再见，故知至冬当死也。然后至冬复病，正以冬至日死，故知为谛。华佗效此。"

《脉经·诊四时相反脉证第四》："春三月木王，肝脉治，当先至，心脉次之，肺脉次之，肾脉次之。此为四时王相顺脉也。到六月土王，脾脉当先至而反不至，反得肾脉，此为肾反脾也，七十日死。何谓肾反脾？夏，火王，心脉当先至，肺脉次之，而反得肾脉，是谓肾反脾。期五月、六月，忌丙丁。脾反肝，三十日死。何谓脾反肝？春，肝脉当先至，而反不至，脾脉先至，是谓脾反肝。期正月、二月，忌甲乙。肾反肝，三岁死。何谓肾反肝？春肝脉当先至而反不至，肾脉先至是谓肾反肝也。期七月、八月、忌庚辛。肾反心，二岁死。何谓肾反心？夏，心脉当先至而反不至，肾脉先至，是谓肾反心也。期六月，忌戊己。"《脉经》这两段就是讲的四时脉法中诊胃气决生死的内容。诸位同道如果你们掌握了本书所论的四时脉法模型，读这些经文还会有如坠云雾的感觉吗？还会抱着"古圣的理论已经不能指导现今中医临床"的观念吗？

《脉经·肝胆部第一》："春肝木王，其脉弦细而长，名曰平脉也。反得浮涩而短者（《千金》云：微涩而短），是肺之乘肝，金之克木，为贼邪，大逆，十死不治（一本云：日、月、年数至三，忌庚辛）。反得洪大而散者（《千金翼方》云：浮大而洪），是心之乘肝，子之扶母，为实邪，虽病自愈。反得沉濡而滑者，是肾之乘肝，母之归子，为虚邪，虽病易治。反得大而缓者，是脾之乘肝，土之陵木，为微邪，虽病即瘥。"

《王叔和脉诀·诊四时五行相克脉歌》："春得秋脉定知死，死在庚申，辛酉里。夏得冬脉亦如然，还于壬癸为期尔。严冬诊得四季脉，戊己辰戌还是厄。秋得夏脉亦同前，为缘丙丁相刑克。季月季夏得春脉，克在甲寅应病极。直逢乙卯亦非良，此是五行相鬼贼。"

《王叔和脉诀·诊四时虚实脉歌》："春得冬脉只是虚，兼令补肾病自除。若是夏脉缘心实，还应泻子自无虞。夏秋冬脉皆如是，在前为实后为虚。春中若得四季脉，不治多应病自除。"

《王叔和脉诀·左右手诊脉歌》："左右顺候四时脉，四十五动为一息。指下弦急洪紧时，便是有风兼热极。忽然匿匿慢沉细，冷疾缠身兼患气。贼脉频来问五行，屋漏雀啄终不治。"

左手寸口心部脉歌

左手头指火之子，四十五动无他事。三十一动忽然沉，顿饭忽来还复此。春中候得夏须忧，夏若得之秋绝体。秋脉如斯又准前，冬若候之春必死。

左手中指肝部脉歌

左手中指木相连，脉候还须来一息。二十六动沉却来。肝藏有风兼热极。三十九动涩匿匿，本藏及筋终绝塞。一十九动便沉沉，肝绝未曾人救得。

左手尺中肾牙部脉歌

左手肾脉指第三，四十五动无疾咎。指下急急动弦时，便是热风之脉候。忽然来往慢慢极，肾藏败时须且救。此病多从冷变来，疗之开破千金口。二十五动沉即来，肾绝医人无好手。努力黄泉在眼前，纵在也应终不久。

右手寸口肺部脉歌

右手头指肺相连，四十五动无忧虑。极急明知是中风，更看二十余七度。忽然指下来往慢，肺冷莫言无大故。一朝肺绝脉沉沉，染病卧床思此语。十二动而又不来，咳嗽唾脓兼难补。发直如麻只片时，扁鹊也应难救护。

右手中指脾部脉歌

右手第二指连脾，四十五动无诸疑。急动名为脾热极，食不能消定若斯。欲知疾患多为冷，指下寻之慢极迟。吐逆不定经旬日，胃气冲心得几时。

右手尺中命门脉歌

右手命脉三指下，四十五动不须怕。一十九动默然沉，百死无生命绝也。指下急急动如弦，肾藏有风犹莫治。七动沉沉更不来，努力今朝应是死。

其实四时脉法在各经典中一直是延续传承着的，比如敦煌出土的书《五脏脉候阴阳相乘法》《玄感脉经》《青乌子脉诀》《平脉略例》等等所论述的四时脉法都是与《内经》《难经》《脉经》《王叔和脉诀》一脉相承。只因后人不识阴阳五行模型，不晓脉时，而令宝珠蒙尘。为什么脉学在临床上自唐后逐渐没落，甚至到了可有可无的地步？就是因为我们丢掉了古圣们建立的逻辑和标准体系，《素问·阴阳应象大论篇》云"上古圣人，论理人形，列别脏腑，端络经脉，会通六合，各从其经，气穴所发，各有处名，溪谷属骨，皆有所起。分部逆从，各有条理。四时阴阳，尽有经纪。外内之应，皆有表里"可信然矣。而现在很多学中医的人，只重临床经验而不懂规矩，经验有时空的对应性，它是不能完美复制的，否则就是"刻舟求剑"。因此后世脉学的传承就出现了这样的局面：老鸹窝里孵家雀，一代不如一代。

脉学的逻辑和标准体系，乃至中医学的逻辑和标准体系就是：天人相应，阴阳，四时五行，等等。说的浅显直白一点就是对"时间"的认识和把握运用。从中华文化的"河图""洛书"到《内经》《难经》《伤寒》，古圣们无不谆谆教诲我们对"时间"的逻辑和标准体系要认知和把握。在古代，著书传书不便，施墨都是惜字如金，"内难伤寒"等经典中却重笔浓墨对"时间"反复讲述。如《内经》中的"脏气法时，六节藏象，运气七篇，五十营，四时气，顺气一日分四时，卫气行，阴阳系日月"；《伤寒》里的"六经时，六经欲解时"等。

西医学通过实验室观察发现了人体生理和某些疾病有时间的节律性，我们高呼那是科学的、先进的。张仲景于两千多年前在《伤寒论》中就解释了六经欲解时，七日节律。就因为我们读不懂，而认为《伤寒论》方证相对是精华，对"欲解时"视为"朴素的""原始的""无关紧要的"衍文。我们都知道在中午 12 点要吃午饭了，否则会饿，晚上 10 点要睡觉，否则会困。美其名曰这是人体顺应时间变化的节律的本能。而古圣讲"甲乙时"与"丙丁时",人体左关的正常脉象是不同的,一见到天干地支,我们就选择性地遗忘了"人体顺应时间变化的节律的本能";却说这中医理论是落后的,这是封建迷信。近世以来科学技术大发展,西医在科技的加持下,涌现很多辅助检查的医疗设备,实验室研究已经到了分子层面,但是对于人体全部秘密的探索依然举步维艰。可我们古代中医经典已经揭开了人体的秘密,只是研究的方法不是我们所谓科学方法,于是我们不认可,说那是"朴素"的。

前段时间我在网上看到一个记者采访一家大医院心外科的"第一把刀"与某国医大师的段子。

记者问:您觉得您现在与阿尔弗雷德·布莱洛克(心脏外科的第一例手术——B—T分流术。该手术在小儿心脏科医生海伦·塔西格的建议下,由外科主任阿尔弗雷德·布莱洛克医生在其主要助手黑人托马斯的帮助下,于1944年11月在美国约翰·霍普金斯大学医院成功完成)相比,谁的技术更牛?

"第一把刀"自信地回道:当然是我,因为我的心外科理论比阿尔弗雷德·布莱洛克时代要先进的多,而且我的医疗设备也比那时先进的多。

然后记者又问了某国医大师。

记者问:"您觉得您现在与张仲景相比,谁的临证效果好呢?"

国医大师回道:"那是我们的"医圣"啊,哎,别说是张仲景,就是张锡纯,黄元御,叶天士,朱丹溪,我都得尊为先师,都不敢说我的治病效果能赶上他们"。该记者由此得出结论说:"中医注定是要被淘汰的,因为他们还是守着两千多年前理论,不知创新和发展。"

这是目前很多人对中医的看法认识,这其中甚至包括许多中医博士。目前关键的问题是,我们对两千多年前的中医理论都没完整的传承下来,谈何发展,创新?

现在我们知道了脉时、四时概念后再回过头来读唐以前的经典脉书。

最起码我们能知晓古圣的遗书中到底在传授些什么，并能传承下来古圣的脉法体系。现在我确定、肯定以及坚定地告诉大家，自从 2017 年我复原出失传已久的"四时脉法"到现在，临床上验证了两年多。我负责任地说《内经》《难经》所传授的脉法理论在临床脉诊验证时，丝毫不差。关键不光是我自己说，还有很多中医同道也一起验证，最后都说，就是这个理！

第三章 《辅行诀》与 四时脉法的临床配合

第一节 《辅行诀脏腑用药法要》 到底是不是 "伪书"

自《辅行诀脏腑用药法要》现世以来，中医界为之轰动，普遍认为该书的价值极大，但同时对此又有很大的质疑和争论。可笑的是质疑的重点不在《辅行诀》理论的真伪，而是质疑《辅行诀》由陶弘景亲撰，认为其为后人托名伪作，甚至不是敦煌石窟遗书。

"《辅行决脏腑用药法要》1部，无编号。该卷是敦煌中医药医经类著作中极具代表性之佳作，不仅有极高的学术价值，而且至今在临床上都有着重要的指导意义。"——《敦煌中医药精萃发微》·丛春雨。

"《辅行诀》以确切的资料证明《伤寒杂病论》是在《汤液经法》一书的基础上撰成。《辅行诀脏腑用药法要》在研究《伤寒杂病论》文献发展史上具有极为重大的意义。"——仲景论广《伊尹汤液》考·钱超尘。

"敦煌遗书《辅行诀脏腑用药法要》（简称《辅行诀》）的发现，以确切的资料证明《伤寒杂病论》是在《汤液经法》一书的基础上撰写而成，给《伤寒论》研究提供了重要的依据和思路，是《伤寒论》研究领域的重大突破。"——《辅行诀脏腑用药法要》现存版本对比研究·石琳、王庆国。

马继兴先生将张大昌记忆本、其弟子手抄本两个本子互相对照进行校勘厘定收进《敦煌古医籍考释》一书，世人始见《辅行诀脏腑用药法要》。

当时马继兴先生将此书请求张政烺、李学勤两位教授鉴定，他们的鉴定意见如下。

这个卷子实物已不可见，不能直接进行考查，据所说情况有些可议之点。陶弘景的著作今日流行尚多，并无此种，《华阳隐居内传》（宋·贾嵩撰）卷中之末有华阳先生在世所著书十九种一百六十六卷，先生在世所著书十三种五十七卷，其中皆无此书。从书名看，"辅行诀"三字极可注意，现存佛教典籍有《止观辅行传弘诀》一书，唐释湛然著（类伽精舍本大藏经，阳字五、六、七号），是天台宗的著作，天台宗注重医学，这书里也谈到有些医疗的事，但将二书对照，看不出有什么关系，《止观辅行传弘诀》可以简化称为《止观辅行诀》，然如简称为《辅行诀》，把表明宗旨的"止观"二字省略，便很不妥当了。所以，看不出两部书有关系。"辅行"二字连文最早见于《孟子》（《公孙丑下》"孟子为卿于齐，出吊于滕，王使盖大夫王驩为辅行。"）辅行是"副使"即辅佐或助再之意。只是一个时代的词汇，佛教道教的人都不妨用，不是什么宗教词语。

陶弘景著的《真诰》内为《运题象》《甄命授》《协昌期》《稽神枢》《阐幽微》《握真辅》《翼真检》等七篇皆以三字标题，当时道教有此风气，又《华阳陶隐居集》卷二有《发真隐诀序》《药总诀序》等，知当时作书常以诀字为书名，盖亦风气如此。通读此书数过，从内容上找不出可以肯定或否定的证据，这主要因为我们不通医学，没有医学史的知识，一个感想是，如果此书是近人伪作，总会流露一些近代的词汇，蛛丝马迹，容易查觉，但寻绎文义，亦非陶弘景自著之书，如云"隐居曰""陶氏云""陶云"则作者自非弘景本人，疑是后人辑录陶说为之，为了尊崇本师，在书名下加题"梁华阳隐居陶弘景撰"一行，其实这里边有很多不是陶弘景的东西。总的意见：此书不是近代的伪作，但也不可能是早到梁代的作品，作为一种古籍的传抄本，还是有保存的必要的。

新西兰注册中医师罗鸿声医生有篇网文《〈辅行诀脏腑用药法要〉真伪考》，从书的来源，书中内容文辞用语等方面对《辅行诀脏腑用药法要》

做了非常详细的考证。得出了结果：《辅行诀脏腑用药法要》基本可以肯定是一部伪书，作伪嫌疑最大的乃张大昌先生本人，先生精通医理医史，能文，对儒道释有较高的造诣，典藏古籍甚丰，本身具备作伪条件，请参考"附录一"中张大昌先生《经法述义》的一篇文章即可知。其作伪思路乃晋·皇甫谧《针灸甲乙经》"仲景论广伊尹汤液为数十卷"，作伪素材基本取自《内经》《伤寒论》《金匮要略》《备急千金要方》《千金翼方》《外台秘要》《太平御览》以及一些道教和释教典籍。我不明白上述这些专家为何把一本来历不明且东拼西凑的伪书看成是对张仲景伤寒论研究具有重要意义的真品古籍呢？可悲！

网络上还有一篇未署作者名的文章《一本忽悠了中医界 40 年的伪书〈辅行诀脏腑用药法要〉》，也抱有相同的观点：《辅行诀》在源流、版本、内容及著作体例等方面都漏出了许多作伪的痕迹，基本可以断定《辅行诀》不是出自敦煌藏经洞的"敦煌写卷"，而是一本成书于近代的伪书，对中医史和伤寒论的研究毫无价值可言。

二位学者对《辅行诀》的考证可谓下功夫很深，整篇文章都在证实一件事——《辅行诀》是伪作，对中医毫无价值。特别是罗先生最后得出的观点《辅行诀》作伪者是张大昌先生！

这确实超乎了我的想象。但是，我十分不认同这两位先生的观点——《辅行诀》是伪作。《说文》："伪，诈也"。在中医学历史上所有著作中，我们判断一本书的真伪根据的是书中所载的医理，而不是作者的名字。从《辅行诀》的内容来看，其对"汤液经法图""五脏大小补泻诸方""二十五味药精""二旦四神汤"的论述，不但是符合"内难"的术理医理准则，而且还进行了补充和发扬。

不知道新西兰注册中医师罗医生对《辅行诀》理论上的研究有没有下深功夫，更不知道罗医生在临床中有没有用过《辅行诀》方，就冒失地讲出："我不明白上述这些专家为何把一本来历不明且东拼西凑的伪书看成是对张仲景伤寒论研究具有重要意义的真品古籍呢？可悲！！"。

如果罗先生的考证是确有其事，也只能说是"托名之作"。这在中医史上是很常见的。你不能把这种著书立作的方式说成是伪作。站在中医大夫的角度上讲，证实一部医书的真伪首先要看其理论与经典之间的传承性和统一性，再者要验证其理论能不能指导临床治病。其实作为中医大夫，我们只需关心其理论真假，对于到底是谁写的那又有什么关系呢？《辅行诀》即便是伪书，那也是伟大的，因为符合内难之理，这才是真正的发展中医。

我劝罗先生对待医学古籍的研究不要抱有考古的观点，那是本末倒置。假使按罗先生这种思维来推理，中医史上最大的"伪作"应该是《黄帝内经》！其次是《难经》《王叔和脉诀》《伤寒杂病论》《神农本草经》《中藏经》《外经微言》。真要如此的话，那我们中医就太尴尬了！如何正确理解《辅行诀》？如此花费毕生精力去论证经文是真是伪，除浪费时间外，对自己医术毫无益处。我们要注重它所呈现的经方"数理"是否合乎医道，能合道者，即是真。下面几节我们将深入探讨这方面问题。

第二节 正确解读 "汤液经法图"

《辅行诀》最重要的是传出了"汤液经法图"，此乃中国古典哲学之阴阳五行学说在中医药上的重要法则，它以图示的方式，向世人展示中华古典哲学之博大精深，中华医药之源远流长。"汤液经法图"寓阴阳五行与医药，图简而意深，乃是揭示失传的伊尹《汤液经》组方规律之千古秘图之线索也。

方国强先生（著有《破解〈汤液经法图〉千古奥秘》）研究其后，讲到："中药古籍之《桐君采药录》与《神农草本经》两书属不同体系。《桐君采药录》将药性按金、木、水、火、土五行属性归类，而《神农草本经》则将药味以酸、辛、苦、咸、甘五味分类。现传世之《黄帝内经》按《神农草本经》之五味分类法制方用药，而现已失传的《汤液经》是按

《桐君采药录》之五行属性归类法组方遣药的。由于《桐君采药录》的佚失，中药五行归类法也随之失传，致使《辅行诀脏腑用药法要》书中为何会记载以五行属性归类的'二十五味药精'，其作用是什么？已成谜团！而书中所附的《汤液经法图》之效用也因此不得而知，成为难解之'迷图'矣。"

对于"汤液经法图"，陶隐居云：此图乃《经法》尽要之妙，学者能谙于此，则医道毕矣。见图 3-1。

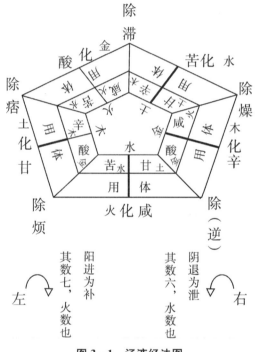

图 3-1　汤液经法图

《黄帝内经》因为主要论述针刺，故而用正五行五味组方内容很少，而中医的真正组方之法源自于《汤液经》。《汤液经》所用草药五味归类来自于失传的《桐君采药录》，那么神秘的《桐君采药录》的草药五行归类到底是依照什么标准？其实它是依照类似纳音五行的方式（即：金木交并，水火即济规则）来归类草药五行的。我们来看方国强先生的这张表。见表 3-1。

表 3-1 草药五行

五行	方位	五季	气候	天干	五味	五色	五化	五脏	五腑	五体	官窍	五液	五神
木	东	春	风	甲乙	辛酸	青	生	肝	胆	筋	目	泪	魂
火	南	夏	热	丙丁	咸苦	红	长	心	小肠	脉	舌	汗	神
土	中	长夏	湿	戊己	甘甘	黄	化	脾	胃	肉	口	涎	意
金	西	秋	燥	庚辛	酸辛	白	收	肺	大肠	皮	鼻	涕	魄
水	北	冬	寒	壬癸	苦咸	黑	藏	肾	膀胱	骨	耳	唾	志

对于《辅行诀》五味的属性与《内经》论述的不同，很多研究者都困惑不解，试图做出解释，在《〈辅行诀脏腑用药法要〉五味的五行归属辨识》中这样认为："对事物五行归类的方法有两种。一种是取象比类法，其主要特点是从事物的形象（形态、作用、性质）中找出能反映其本质的特有征象，并与五行各自的抽象特性相比较，以确定事物的五行归属；另一种是推演络绎法，其是根据已知某些事物的五行归属，将与之相关的事物通过推演归纳归类于该行的一种方法。"

《素问·脏气法时论》："辛散、酸收、甘缓、苦坚、咸软。"《药性赋》："辛能散能行，具有发汗解表、透疹散风、行气行血等功效；甘能缓能补，具有缓中止痛、调和药性、补养气血等功能；苦能燥湿降泻，具有燥湿祛邪、泻下利尿、导瘀血下行等作用；酸能收敛固脱，具有止汗、止血、止泻、缩小便、固遗精等效应；咸能软坚润下，具有软坚积、破癥积、消瘿瘤瘰疬等功能。"据此，辛味长于宣散，有发散、行气、行血等作用；酸味长于收敛，有收敛、止汗、止泻等作用；甘味长于补益，有和中缓急等作用；苦味长于泻火，有燥湿、坚阴、降泻等作用；咸味长于软坚，有散结、润下等作用。

《素问·金匮真言论》："东方色青，入通于肝……其味酸，其类草木……其味苦，其类火……其味甘，其类土……其味辛，其类金……其味咸，其类水……"；《素问·宣明五气》篇："五味所入，酸入肝，辛入肺，苦入心，咸入肾，甘入脾，是谓五入"。此外在《素问·五脏生成篇》《灵枢·五味》中均有相关的论述。可见，传统的这种归属关系是应用推演络绎的方法将五味归属于五行，其对应关系是味酸属木、味苦属火、味甘属土、味辛属金、味咸属水。

"考敦煌遗书《辅行诀脏腑用药法要》：'味辛皆属木……味咸皆属火……味甘皆属土……味酸皆属金……味苦皆属水……'，此中所述五味及其五行的配伍关系与《内经》中传统的论述显然有别。该书运用取象比类的五行属性分类方法，以五行各自抽象的属性为基准，从中药五味各自的主要药物用途出发与此相对照，得出辛味属木、咸味属火、甘味属土、酸味属金、苦味属水的结论。笔者认为，这种配伍关系能更恰当地反映五味的五行特性与功效作用，对临床用药有较高的指导意义。"

方国强没有看出其中的秘密，但是只要你读过传统文化中的干支纳音的学说，就会熟悉这种五行配伍之法乃与纳音法则相同。见表3-2。

表3-2　　　　　　　　　　　　五味五行配属

五脏	五音	纳音五行	五味	配伍法	五味所属
肝	商	金	酸	金木合并	酸属金入肝
心	羽	水	苦	水火既济	苦属水入心
脾	宫	土	甘	宫土居中	甘属土入脾
肺	角	木	辛	金木合并	辛属木入肺
肾	徵	火	咸	水火既济	咸属火入肾

对比方国强整理的五味表，真相很明显，《桐君采药录》的五味归类乃用纳音五行归类法则。为何用这样的五行配五味？《左传》云："先王之济五味，和五声也，以平其心，正成其政也……若以水济水，谁能食之？"也就是说与五行相济的五味才是正理，而非以水味配水，其实这就是道家的金丹大道的金木交并、水火即济之理，只有这样才能成为"五常政"，如图3-2所示。

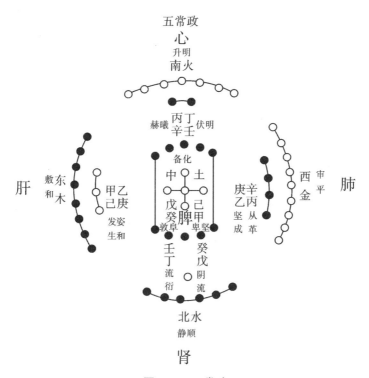

图 3 - 2 五常政

以五味正五脏是否就是这么简单配伍就成了？其实还不是。《素问·至真要大论》"帝曰：善。服寒而反热，服热而反寒，其故何也？岐伯曰：治其王气，是以反也。帝曰：不治王而然者何也？不治五味属也。夫五味入胃，各归所喜，故酸先入肝，苦先入心，甘先入脾，辛先入肺，咸先入肾，久而增气，物化之常也。气增而久，夭之由也"，就是说五味入五脏之位，即"酸金入肝，苦水入心，……"能增气，是生化的常理，这个常理用干支阴阳描述就是"乙庚，丁壬……"，即本书所提出的五常政图理，但是久之反而夭寿，比如酸金常入肝增其金气，则久之金能克木而伤夭，因此，并不是人们想当然的认为以酸治肝，以苦治心……，以所入之味就能治五脏了，要正其五味，其法要有一套完整的规矩衡权规则，岐伯在《素问·至真要大论》里详细论述了"正五味"权衡之法，其曰："木位之主，其泻以酸，其补以辛；肝苦急，急食甘以缓之，适其性而衰之。火位之主，其泻以苦（原作甘），其补以咸；心苦缓，急食酸以收之。土位之主，其泻以辛（原作苦），其补以甘；脾苦湿，急食苦以燥之。金位之主，其泻以咸（原作辛），其补以酸；肺苦气上逆，急食辛以散之，开腠理以通气也。水位之主，其泻以甘（原作咸），其补以苦。肾苦燥，急食咸以润之，至津液生也。"

上述论述在《内经》中有传抄错误，其中"补味"和"急食"都符合五行相生次序，唯有"泻味"不合，对比《辅行诀》当以《辅行诀》为准，见表3-3。

表3-3　　　　　　　　　　　　《内径》《辅行诀》五味比较

五脏苦欲/德		《内经》			《辅行诀》		
	苦	欲/德	急食	补	泻	泻	补	急食
肝	急	散	甘	辛	酸	酸	辛	甘
心	缓	软	酸	咸	甘	苦	咸	酸
脾	湿	缓	苦	甘	苦	辛	甘	苦
肺	气上逆	收	苦	酸	辛	咸	酸	辛
肾	燥	坚	辛	苦	咸	甘	苦	咸

五运六气乃中医之源，历代中医大家其治法皆从五运六气法则。《素问·至真要大论》通篇论述五运六气胜复由此而引起脉象变化，此正《外经微言》所云"六气随五运以为转移，五脏因六气为变乱"。如何治这种变乱？《素问·至真要大论》云"六气往复，主岁不常也，其补泻奈何？岐伯曰：上下所主，随其攸利，正其五味，则其要也"，就是说尽管六气主客变化多端没有一定，但是我们只要用五味来补泻五脏使其扶正就行了，这也是《素问·六微旨大论》里对主气的描述"岐伯曰：显明之右，君火之位也。君火之右，退行一步，相火治之，复行一步，土气治之。复行一步，金气治之。复行一步，水气治之。复行一步，木气治之。复行一步，君火治之。相火之下，水气承之；水位之下，土气承之；土位之下，风气承之；风位之下，金气承之；金位之下，火气承之；君火之下，阴精

承之……亢则害，承乃制。制则生化，外列盛衰；害则败乱，生化大病"。
理解这段论述可以见表3-4。

表3-4　　　　　　　　　　　　　六气之治

	显明	之右	之右	之右	之右	之右
六气之治	初之气	二初之气	三之气	四之气	五之气	六之气
	金气承之	阴精承之	水气承之	风气承之	火气承之	土气承之
左右有纪	厥阴之位	君火之位	相火之位	太阴之位	燥金之位	太阳之位
	大寒	春分	小满	大暑	秋分	小雪

例如厥阴之位，即木位也，上有甲乙木气治之。木气之下金气承之，
即乙庚之制也，木用酸金泻也。

其实，上述五味治法是可以用一个很简洁的河图干支模型来描述，我
称之为"五味补泻图"模型。见图3-3。

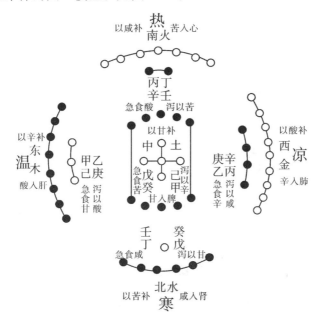

图3-3　五味补泻图

对于"汤液经法图"中的"化味"之理，今人往往认为"图中体味、

用味相合产生化味"，是类同西方的化学反应，并因此发现而兴奋不已，此说提倡者乃《辅行诀》发扬者张大昌先生，其实这是对五角图的误解，是对五行的误解，更是中医现代化的误区之一，似乎与西方科学搭上勾就能为中医正名似的。中医只有五行生克制化，没有化学之说。图中的"化"即五行从化之说，《外经微言》中所谓"风从燥起"之论是"五行从化"的精要论述的："天老问曰：燥从热发，风从燥起，埃从风生，雨从湿注，热从寒来，其故何软？岐伯曰：五行各有胜，亦各有制也。制之太过则受制者应之，反从其化也。所以热之极者，燥必随之，此金之从火也（丙辛）。燥之极者，风必随之，此木之从金也（乙庚）。风之极者，尘霾随之，此土之从木也（甲己）。湿蒸之极者，霖雨随之，此水之从土也（戊癸）。阴寒之极者，雷电随之，此火之从水也（丁壬）。乃承制相从之理，何足异乎。"

如果产生了这种"制之太过，则受制者应之，反从其化"，怎么用五味来治？《外经微言》云："天老曰：何道而使之不从乎？岐伯曰：从火者润其金乎（急食酸）；从金者抒其木乎（急食辛）；从木者培其土乎（急食甘）；从土者导其水乎（急食苦）；从水者助其火乎（急食咸）。毋不足、毋有余，得其平而不从矣。天老曰：润其金而金仍从火，抒其木而木仍从金，培其土而土仍从木，导其水而水仍从土，助其火而火仍从水，奈何？岐伯曰：此阴阳之已变，水火之已漓，非药石针灸之可疗也。"为了让大家对古人的论述理解方便，特制作如下三张表格。见表3-5、表3-6、表3-7。

表 3-5　　　　　　　　　　　　　　汤液经法

五味	纳音五行	五脏	汤液五味所属	汤液五味之用—补味	五行互补	汤液五味之体—泻味	五行之从	汤液五味之化—化味（急食）	五行之化	补不足，损有余
辛	木	肝	辛属木	木用辛	金木合并	木体酸金泻	风从燥起	木太过则甘化	土之从木化也	从木者培其土乎
咸	火	心	咸属火	火用咸	水火即济	火体苦水泻	热从寒来	火太过则酸化	金之从火化也	从火者润其金乎
甘	土	脾	甘属土	土用甘	宫土居中	土体辛木泻	埃从风生	土太过则苦化	水之从土化也	从土者导其水乎
酸	金	肺	酸属金	金用酸	金木合并	金体咸火泻	燥从热发	金太过则辛化	木之从金化也	从金者抒其木乎
苦	水	肾	苦属水	水用苦	水火即济	水体甘土泻	雨从湿注	水太过则咸化	火之从水化也	从水者助其火乎
					此逆者正治					此从者反治也

表 3-6   阳进

本草五味	五行	五脏	逆者正治	阳进为正，七数
辛	木	肝	木体酸金泻	从辛顺数七到酸
咸	火	心	火体苦水泻	从咸顺数七到苦
甘	土	脾	土体辛木泻	从甘顺数七到辛
酸	金	肺	肺体咸火泻	从酸顺数七到咸
苦	水	肾	肾体甘土泻	从苦顺数七到甘

表 3-7   阴退

本草五味	五行	五脏	从者反治	阴退为反，六数
辛	木	肝	木太过则甘化	从辛后退六到甘
咸	火	心	火太过则酸化	从咸后退六到酸
甘	土	脾	土太过则苦化	从甘后退六到苦
酸	金	肺	金太过则辛化	从酸后退六到辛
苦	水	肾	水太过则咸化	从苦后退六到咸

所谓"阴阳之道，参伍之变，错综其事，引而伸之，触类以专之"者，取五音五行配河图五行也，阴阳互根互济也，以此建立的补泻化之五味用法才是"正其五味"也，五脏因六气的变乱才能扶正也。推测《内经》（包含针石草药诸种治法）的体系完整建立当在殷商之后。中医草药五味之治源于五运六气之理岂不明乎！上述理法被道家茅山派开派祖师陶弘景浓缩在"汤液经法图"中。

第三节　五脏大小补泻方解

我们现在的很多中医对于"经方"一边高山仰止，赞叹其组方精妙，另一方面因未能掌握经方组方规矩与真谛，便时有怀疑其没有书中写的那样效如桴鼓；或者私自认为古方不能为今所用，须临床用时行加减之法。我们自认为掌握了经方的规则，但其实并没有，因此造成对经方的加减无非就是根据单味药的功效来堆砌，或者随意将两个或几个经方合用；更有甚者，许多中医自诩是时方家，其组方的原则就是有是症则用是药，其开的方子毫无章法只是各种草药的堆积，往往还以几十位药的巨方而炫名，误人误己。其实《内经》《辅行诀》已经揭示了经方君臣佐使之制的组方规则，《素问·至真要大论》"帝曰：气有多少，病有盛衰，治有缓急，方有大小，愿闻其约奈何？岐伯曰：气有高下，病有远近，证有中外，治有轻重，适其至所为故也。大要曰：君一臣二，奇之制也；君二臣四，偶之制也；君二臣三，奇之制也；君二臣六，偶之制也。故曰：近者奇之，远者偶之；汗者不以奇，下者不以偶；补上治上制以缓，补下治下制以急；急则气味厚，缓则气味薄，适其至所，此之谓也。病所远而中道气味之者，食而过之，无越其制度也。是故平气之道，近而奇偶，制小其服也；远而奇偶，制大其服也；大则数少，小则数多，多则九之，少则二之。奇之不去则偶之，是谓重方；偶之不去则反佐以取之，所谓寒热温凉反从其病也。"可见经方药味多不过九味，少不下二味，当今时方动辄十几味甚者几十味实乃未得古圣之传，中医组方讲用药如用兵，乃精兵强将特种作战一击毙命也，非打群架也。

《辅行诀》更是把上述奇偶之制，孰多孰少制度原则具体化，示人以规矩定，要理解经方必须明晓《内经》五味功效，表3-8。

表3-8　　　　　　　　　　　　五味五德

五味	功效	五脏之德
辛	散	肝德在散
咸	软	心德在软
甘	缓	脾德在缓
酸	收	肺德在收
苦	坚	肾德在坚

依照上述规则，《辅行诀》中定出五味之主药："味辛皆属木，桂为之主，椒为火，姜为土，细辛为金，附子为水。味咸皆属火，旋覆［花］为

之主，大黄为木，泽泻为土，厚朴为金，硝石为水。味甘皆属土，人参为之主，甘草为木，大枣为火，麦冬为金，茯苓为水。味酸皆属金，五味[子]为之主，枳实为木，豉为火，芍药为土，薯蓣为水。味苦皆属水，地黄为之主，黄芩为木，黄连为火，白术为土，竹叶为金。此二十五味，为诸药之精，多疗诸五脏六腑内损诸病，学者当深契焉。经云：主于补泻者为君，数量同于君而非主故为臣，从于佐监者为佐使。"根据这个"数"，我们来研究辅行诀中的大小补泻方，下面以肝为例。

一、子能令母实：大小补肝方解

小补肝汤：主心中恐疑，时多恶梦，气上冲心，或汗出，头目眩晕者。

方：桂枝、干姜、五味子各三两，大枣（去核）十二枚。

大补肝汤：主肝气虚，其人恐惧不安，气自少腹上冲咽，呃声不止，头目苦眩，不能坐起，汗出，心悸，干呕，不能食，脉弱而结者。

方：桂心、干姜、五味子各三两，旋覆花、代赭石（烧）、竹叶各一两，大枣十二枚。

小方结构为，二辛味，一酸味，一甘味。甘味就是表3-7中的木太过则甘化，土之从木化也，从木者培其土乎。

牡桂：味辛温。主上气咳逆，结气，喉痹吐吸，利关节，补中益气。久服通神，轻身不老。生山谷。

五味子：味酸温。主益气，咳逆上气，劳伤羸瘦，补不足，强阴，益男子精。生山谷。

干姜：味辛，温。主胸满咳逆上气，温中止血，出汗，逐风湿痹，肠澼，下利。生者，尤良。久服，去臭气、通神明。生川谷。

大枣：味甘，平。主心腹邪气，安中养脾，助十二经，平胃气，通九窍，补少气少津，身中不足，大惊，四肢重，和百药。久服，轻身、长年。叶覆麻黄，能令出汗。生平泽。

小补方二辛一酸加一急食味，大补方在小方基础上加一个五行所生的小方，比如肝木生心火，加入小补心方。

其机理张仲景在《金匮要略·脏腑经络先后病脉证第一》说得非常详细清楚，奈何后世医家很少有真正领会的。《金匮要略》云"问曰：上工治未病，何也？师曰：夫治未病者，见肝之病，知肝传脾"，这里是指肝虚之病，此实指肝虚则乘脾也，经云"所谓传者，乘之名也"。所谓乘者，乘其虚也。所谓"趁虚而入"也，即甲木克己土。"此时当先实脾，四季脾王不受邪，即勿补之。中工不晓相传，见肝之病，不解实脾，惟治肝也。"故而当先实脾，使得脾旺则不受其邪传，而不是只知补肝，这就是当今时方家的思路，只知道用药补肝，此乃中工也，两千年前仲景就下了定论了。这段论述其实出自《难经·七十七难》，其曰："经言上工治未病，中工治已病者，何谓也？然：所谓治未病者，见肝之病，则知肝当传之于脾，故先实其脾气，无令得受肝之邪也，故曰治未病焉。中工治已病者，见肝之病，不晓相传，但一心治肝，故曰治已病也。"两者都是以肝举为一例说明，其他四脏都是如此。

"夫肝之病，补用酸，助用焦苦，益用甘味之药调之。酸入肝，焦苦入心，甘入脾。脾能伤（制）肾，肾气微弱，则水不行；水不行，则心火气盛，则伤肺；肺被伤，则金气不行；金气不行，则肝气盛。故实脾，则肝自愈。此治肝补脾之要妙也。肝虚则用此法，实则不在用之。经（《难经·八十一难》）曰：无实实虚虚，损不足而益有余。是其义也。余脏准此。"

依照五味补泻图（图 3-3）可知，补肝法乃甲己之治也。肝德在散，肝虚病，经方用辛味，属木，来补之，为君药，故用桂枝，干姜也。仲景说"补用酸"，这容易让后人误解，似乎肝虚要用酸味治，所谓"补用酸"是方中臣药补助的意思。酸入肝即东方甲乙木，乃为体味，方以五味子之酸金配合辛木合成乙庚。故而"补用酸"之"补"字是五味配合之意，非补泻之意。二辛味补，一酸味泻，补中有泻，补大于泻，以补为主，夫妇配合。

所谓"用甘味之药调之"，因为甘入脾，戊己中央土，依照五味补泻图，甘味乃甲木急食之味也，五行之"化味"也。水来生木，肝受虚邪，肝虚则邪传脾，即木克土，甲己也。此乃甲木太过，则己土从木而甘化，脾土弱极也，因此要"急食甘"以缓之，得甘之缓，即恢复五常之政也，此乃《内经》所云"亢则害，承乃制"也。方中有没有这"甘"味，是上工与中工的重要区别。这才叫"治未病"，而非空泛的言论。上文讲过汤液经法图中化味乃五行太过而化，千万不要理解为西方化学之化。

大补方"助用焦苦"者，因焦苦属水入心，即南方丙丁火，木能生火，因此加"小补心汤"之组方为之助力而实肝也，即经云"子（火乃木子）能令母实（肝为火母也，焦味助肝之虚变实，则肝母自愈）"也。故而仲景云"脾能伤（制）肾，（若不能制则）肾气微弱，则水不行（戊癸失制也）；水不行，则心火气盛，则伤肺（丁壬失制也）；肺被伤，则金气不行；金气不行，则肝气盛（乙庚失制也），故实脾，则肝自愈（此肝虚病相传，木土水火金互乘也，若甲不乘己，甲己得制也）"。

因此，"五脏补之方"组方原则是：用五脏补味为君，佐以泻味，调以急食之味，大方则再助以所生五行之脏的补方。此与五脏泻方不同，故而仲景曰"肝虚则用此法，实则不在用之"。后世有学者竟然认为这里的"仲景曰"是"衍文当删"，真是无知妄作。

仲景言"经曰：无实实虚虚，损不足而益有余。是其义也，余脏准此"，圣人早已言之凿凿焉，治病要以实对虚，以虚对实，勿要以实对实，以虚对虚。肝虚，则实之，补之；肝实，则泻之，虚之。总不离金木交并，水火既济，夫妇配合，雌雄交媾之意也。故而五脏大小补方都遵循如此法则，其中术理见表3-9。

表 3 - 9　　　　　　　　　　　　　大小补汤

方名	补	补	泻	急食	子能令母实		
小补肝汤	桂枝	干姜	五味子	大枣			
大补肝汤	桂枝	干姜	五味子	大枣	旋覆花	代赭石	竹叶
小补心汤	旋覆花	代赭石	竹叶	豉			
大补心汤	旋覆花	代赭石	竹叶	豉	人参	甘草	干姜
小补脾汤	人参	甘草	干姜	白术			
大补脾汤	人参	甘草	干姜	白术	五味子	麦门冬	旋覆花
小补肺汤	五味子	麦门冬	旋覆花	细辛			
大补肺汤	五味子	麦门冬	旋覆花	细辛	地黄	竹叶	甘草
小补肾汤	地黄	竹叶	甘草	泽泻			
大补肾汤	地黄	竹叶	甘草	泽泻	桂枝	干姜	五味子

注意：大补肝汤中，代赭石乃苦味，是心之泻味，不合经方规则，张大昌认为当是"牡丹皮"，在未得《辅行诀》原本之证前，此说可从。

我们学医要明白，任何疾病都是"人"所得，研究疾病不能脱离人身环境，一定要在人身这个环境下去思考，而如西医那样在所谓"客观、独立"的科学实验室里研究病毒杀病毒的思维方式，是误入歧途的治疗思路。他们考虑了很多，唯独遗漏了人身，因此只有到了人体药理实验，甚至到了临床后，才发现药物对人体损害多多。而中医考虑治病，是把人体抽象出阴阳规则，以五脏五行规则为核心模型，在此模型上研究药味对五脏的衡权。治病之药在《内经》中虽然也称为"毒药"，是因为药能影响五脏衡权，中医不存在要杀死病毒的思维，只要能恢复人体五常政之制，人体自会调节祛除病邪，例如只要补虚泻实，则肝病自然痊愈。如果以打仗来形容中西医差别的话，西医是不分敌我，一律毒杀，你能活下来靠运气，中医是帮助我方增强实力，御敌于外。

二、母能令子虚——五脏大泻方解

前篇阐述了五脏大补方的组方原理就是"子能令母实"，那么五脏大泻方组方原则是"母能令子虚"，我们来看泻肝汤方。

小泻肝汤：治肝实病，两胁下痛，痛引少腹，少腹迫急，或欲呕者方。

枳实（熬）、芍药、生姜各三两。

大泻肝汤：主头痛，目赤，多恚怒，胁下支满而痛，痛连少腹，迫急无奈者方。

枳实（熬）、芍药、生姜（切）各三两，甘草（炙）、黄芩、大黄各一两。上六味，以水五升，煮取二升，温分再服。

显然大泻肝汤是在小泻肝汤三味药：枳实、芍药、生姜的基础上加味的。其加味规则：加入小泻肾汤（肾为肝之母）以及肾之急食味——大黄（咸）而组成。此即"母能令子虚"之意也，五脏欲实则要虚之，五脏自愈也。因此泻方规则即用五脏泻味，佐以补味，二泻一补，大方则助以母脏之小泻方，取母能令子虚，再调以南方之味，取子能令母实，其他大泻五脏方都准此。见表3-10。

表3-10　　　　　　　　　　大小泻汤

方名	泻	泻	补	母能令子虚，子能令母实		
小泻肝汤	枳实	芍药	生姜			
大泻肝汤	枳实	芍药	生姜	甘草	黄芩	大黄
小泻心汤	黄连	黄芩	大黄			
大泻心汤	黄连	黄芩	大黄	芍药	生姜	甘草
小泻脾汤	附子	干姜	甘草			
大泻脾汤	附子	干姜	甘草	黄芩	大黄	芍药
小泻肺汤	葶苈子	大黄	芍药			
大泻肺汤	葶苈子	大黄	芍药	甘草	干姜	黄芩
小泻肾汤	茯苓	甘草	黄芩			
大泻肾汤	茯苓	甘草	黄芩	大黄	芍药	生姜

《辅行诀》有云"大泻散汤法，上三味乃本君臣，下二味乃其所生之补方，此所谓邪实则正虚之义，泻实则补之也"。故而，四时脉法中肝病

得心脉，火为木之子，因"子能令母实"，则谓实邪也。邪实则要泻其实则能补正之虚。用水泻。水为木母，泻母脏，即谓"母能令子虚"也，此"五脏泻方"组方法则也。

同理，五脏邪虚，则要实之。肝虚，火为木之子，所谓"子能令母实"也，此"五脏补方"组方法则也。这里还能见到与五脏大补方七味药不同，大泻方只有六味药，可见大补泻方遵"循阳七为补，阴六为泻"之阴阳五行规则制约，不是随便组方的。

《辅行诀》："此篇所列大泻汤散法，悉是小方加母脏泻方之佐监臣及子脏泻方之监臣各一两；大补汤散法，悉是小方加下方君臣者，上四味俱作三两，余三味俱作一两。所加均为益以其生，即制其所克，助以母气者。如《难经》之义'能令子虚'，'子能令母实'也。"

第四节　《辅行诀》各传本的救诸劳损病五方

《辅行诀》书中的大小补泻方和救诸病误治五泻方，在组方的规矩，药物的五味归属的补泻，都是统一的。可唯独救劳损诸方很是杂乱，而且有的方中的用药不在"二十五药精"之列。但是陶弘景言此书之方源自《汤液经法》，并列出汤液经法图，那"救诸劳损病五方"必然与"大小补泻""救诸病误治"等方一样，在组方规矩上有统一性。《辅行诀》"陶隐居曰：此图乃《汤液经法》尽要之妙，学者能谙于此，医道毕也"。那我们就从图3-1下手来校订杂乱的"救诸劳损病五方"。

由于《辅行诀》原卷子"文革"时被毁，现在流传的诸版本之间的书文内容不相一致，特别是书中的"救诸劳损病五方"。我们来看《辅行诀脏腑用药法要校注讲疏》中三个版本的救劳损方。

《辅行诀五脏用药法要》注疏

1. 养生补肝汤：蜀椒一升，桂心三两，韭叶一把，芍药三两，芒硝半升，胡麻油一升。

2. 调神补心汤：旋覆花一升，栗子十二枚，葱叶十二茎，豆豉半升，栀子十四枚，人参三两。

3. 建中补脾汤：炙甘草二两，大枣十二枚，生姜四两，黄饴一升，芍药六两，桂心二两。

4. 宁气补肺汤：麦冬二升，五味子一升半，白酨浆五升，芥子半升，旋覆花一两，竹叶三把。

5. 固元补肾汤：地黄，薯蓣各三两，苦酒一升，炙甘草，薤白四两，干姜二两。

《辅行诀五脏用药法要》整订稿

1. 小养生补肝汤散：麦冬三两，葶苈子（熬黑捣如泥）六两，干姜三两，葱叶十四茎，桃奴十四枚，麻油一升。

2. 小调神补心汤散：生地三两，茯苓六两，旋覆花三两，藿三两，栗仁（捣碎）十一枚，麦酒二升。

3. 小建中补脾汤散：桂心三两，芍药六两，炙甘草三两，生姜二两，大枣（去核）十五枚，黄饴一升。

4. 小凝息补肺汤散：牡丹皮三两，黄连六两，五味子三两，韭三两，李（去核）八枚，白酨浆七升。

5. 小固元补肾汤散：人参三两，附子（炮）二大枚，竹叶三两，薤白三两，苦杏（去核）七枚，苦酒三升。

《辅行诀五脏用药法要》藏经洞本复原校订稿

1. 养生补肝汤：蜀椒汗一升（一方为李五颗），桂心（一方为牡丹皮）三两，芍药（一方为枳实）三两，芒硝半斤（一方为干姜三两）韭三两，麻油一升。

2. 调神补心汤：生地（一方作栀子十四枚，打，当从）、大黄（一方作旋覆花一升，当从，一方作牡丹皮）、葛根（一方作人参切，当从）各三两，杏（去核）五枚（一方作栗子十二枚），薤白二升（一方作葱叶十四茎，当从；一方有豉半斤，当从；又方做山茱萸，当从），清酒二升。

3. 建中补脾汤：桂心、炙甘草各二两（有方为三两），芍药六两，干姜二两（一方作生姜三两），大枣十二枚。

4. 凝息补肺汤：芍药（一方作麦冬二升，当从）、苦竹叶各三两，旋覆花六两，葱白三茎（一方作芥子半升，当从），桃仁三枚（一方作五味子一升），苦酒二升。

5. 固元补肾汤：白术（一方地黄，当从）三两，附子炮二枚（一方作干姜二两），炙甘草六两，栗仁十枚（一方作王瓜根三两），葫三棵（一方作薤白四两，当从），清浆水二升。

三个版本中只有建中补脾汤有统一的组方药味，其他四方药物组成差异很大。关于救诸病误治泻方与救诸劳损病方的组方原则，在《辅行诀》中陶弘景均有论述。

救诸病误治泻方后："此篇所列大泻汤散法，上二味是本君臣，即小方，下三味为其所生之补方，此所谓邪实则正虚之义，泻实则补之也。"

救诸劳损病方后："此篇所列诸劳损补法所治，皆虚中夹实，所谓正虚则邪实也。五行以土为本，制以所官之主，承以所生之同，其道备也。所官之泻主作六两，补之主及所生之同，俱作三两。此皆建中意，如建中可治挛急，所缓肝急也。"

上文显然是以"建中补脾汤"来讲述救诸劳损病汤方义的。脾属土，故"五行以土为本"。"官"治罘之意也。罘，目相及也。有治众的意思。"制以所官之主"这句是说"制以主之所官"之意；五行木克土，木为土之"官"；"承以所生之同"应该读作"承以同之所生"，"承"乃《素问·六微旨大论》里的"土位之下，风气承之"；"同"是指同前句"官"，也是木。句中的"生"字在这里不是五行相生之意，而是指生长，滋养之意。也就是补肝之意。"所官之泻主作六两"当读作"泻主之所官作六两"，酸味木之泻味，作六两（芍药）。辛为肝之补味，甘为脾之补味，故"补之主及所生之同，俱作三两"。

二甘味（小补脾）二辛味一酸味（作六两）

陶云："经方有救诸劳损病方，亦有五首，然综观其要义，盖不外虚候方加减而已。录出以备修真之辅，拯人之危也。然其方义深妙，非俗浅所识。缘诸损候，藏气互乘，虚实杂错，补泻相参，先圣遗奥，出人意表。汉晋以还，诸名医辈，张机、卫汜、华元化、吴普、皇甫玄晏、支法师、葛稚川、范将军等，皆当代名贤，咸师式此《汤液经法》，愍救疾苦，造福含灵，其间增减，虽各擅其异，或致新效，似乱旧经，而其旨趣，仍方圆之于规矩也。"

到此，我们可以根据以上所论，按《辅行诀》中所载"二十五味药精"，就可校订出救诸劳损病方五首的药味组成。见表 3-11.

表 3-11　　　　　　　救诸病误治泻方与救诸劳损病方

	救诸病误治泻方	救诸劳损病方
乙庚	乙（大泻肝汤）	庚（凝息补肺汤）
	二酸味（小泻肝） 二咸味一苦味（小补心）	二酸味（小补肺） 二咸味一苦味（作六两）
丁壬	丁（大泻心汤）	壬（固元补肾汤）
	二苦味（小泻心） 二甘味一辛味（小补脾）	二苦味（小补肾） 二甘味一辛味（作六两）
甲己	己（大泻脾汤）	甲（养生补肝汤）
	二辛味（泻脾） 二酸味一咸味（小补肺）	二辛味（小补肝） 二酸味一咸味（作六两）
丙辛	辛（大泻肺汤）	丙（调神补心汤）
	二咸味（小泻肺） 二苦味一甘味（小补肾）	二咸味（小补心） 二苦味一甘味（作六两）
戊癸	癸（大泻肾汤）	戊（建中补脾汤）
	二甘味（小泻肾） 二辛味一酸味（小补肝）	二甘味（小补脾） 二辛味一酸味（作六两）

推演出药味格局后再根据二十五味药精整理出方。

1. 养生补肝汤：二辛味（小补肝）二酸味一咸味（作六两）

桂、蜀椒各三两，葶苈子（或芒硝）六两，麦冬、枳实各三两

2. 调神补心汤：二咸味（小补心）二苦味一甘味（作六两）

旋覆花、牡丹皮各三两，茯苓六两，地黄、竹叶各三两

3. 凝息补肺汤：二酸味（小补肺）二咸味一苦味（作六两）

五味子、麦冬各三两，竹叶六两，牡丹皮、旋覆花各三两

4. 固元补肾汤：二苦味（小补肾）二甘味一辛味（作六两）

地黄、竹叶各三两，附子二大枚，人参、薯蓣各三两。

第五节　四时脉法与 "辅行方" 配合

关于四时脉法与《辅行诀脏腑用药法要》的方子能否配合用于临床的问题，关键点在于对"虚实"的理解。但从五脏盛衰来讲，肝的虚实在四时脉法上是"子气来为实""母气来为虚"，火为木子，水为木母。这个诊断标准是从"五脏气"的层面还是从"五脏形"的层面来讲的？"子气来为实"是子气来犯还是心病及肝？"气生则形具"，不论是经典还是后世大家对于此观点的认识是一致的，无非表述语言不同：五行生克承化，五行互含，一木而可通火土水金，太阳病中有三阴三阳病。"五行是通过三阴三阳的分辨而定出来的'神机'变化规则，是对五运量子态的描述。"也就是说五脏病的变乱本质是五运失衡引起的。所以脉法上的"虚实"与治法上的"虚实"在五常政的层面上能看出二者的关联性、统一性。

四时脉法诊为肝虚（母气来也，脉应弦反得沉脉），小（大）补肝汤治之。诊为肝实（子气来也，脉应弦反得洪脉），小（大）泻肝汤治之，这自不必细说，关键是本经自病与贼邪。问题来了，《辅行诀》只有补泻汤，而四时脉法有五邪。"贼邪、微邪、本经自病"按《辅行诀》的路子貌似无方可治。要知道古圣著书传道向来只是示以规矩，剩下的要自己举一反三，要自己去圆通活法。

肝自病——弦脉来之"太过"或"不及"；意思是说从脉形——脉象的指下体会来分辨，比如甲乙时为肝春时，左关十二菽位置有脉，但来的不是有胃气之"如按长杆末梢"的常弦脉，而是脉形弦大，或者没有弦象

只是脉大，再或者是弦脉来之但脉势的起伏小，不柔和的少胃气的脉象，可诊为"太过"。反之，则为不及。"太过"按《辅行诀》思路可用：一酸味（泻）一辛味（补）可加二咸味，一苦味。"不及"按《辅行诀》的思路可用：一辛味一酸味可加二苦味一咸味。方子的五味结构确定后，在依据病人的症状表现选取药证相符的中药。

肝贼邪（克我之气）——脉应弦反得浮脉。关于贼邪，我们在临床经常遇见，从我们自己治疗的病例总结来看，以癌症居多，还有就是患者患有较严重的器质性疾病，例如风心病、冠心病、矽肺病等。但是有一个问题要讲一下，虽说经云："脉逆四时，十死不治。"临床上的"贼邪"脉的脉象如伴有"真脏脉"或是"胃气少"脉，确实是"十死不治"的；脉象没有"真脏脉"和"胃气少"的一般"贼邪脉"，先不说愈后怎么样，通过"辅行诀方"的治疗，其"贼邪脉"是可以改变的。我们写这本书时正在治的一例肺癌和一例胰腺癌患者服药 20 多天后，"贼邪脉"变为"虚邪脉"了；而我们用的就是《辅行诀》中的救诸劳损病方加减。

四时脉法临床应用的根本核心是依据时辰不同而四时变化的不同。以肝脉来讲，甲乙时左关得弦脉为常，得洪脉为肝实。洪为心脉，心为肝之子，为实邪。那假如是在丙丁时肝的沉脉为常，得弦脉为肝实，或许很多人会疑惑弦脉不是肝之本脉吗？就这个问题，我们来分析一下。《内经》中的"春弦、夏洪、秋浮、冬沉"指的是四时脉象合五脏，而一脏在一天十二时辰内有不同的四时变化。丙丁时，肝得沉脉为常，得弦脉为病——肝实；其"沉脉"在此不能指为"肝之母气"——肾脉来，同理，此时"弦脉"不能指为肝之本气来；因为在丙丁时，肝脏合四时是"冬时"故"冬脉沉"也；心之合四时之"春时"春脉弦；故丙丁时左关见弦脉为肝之子——心气来，诊为肝实。如果再论"五邪"的话，丙丁时"弦脉来"脉象代表着是肝中风，还是肝中暑？

在四时脉法临床实践中，很多数情况下六部脉中的两部脉或多部脉会同时出现虚实贼微变化，比如甲乙时，肝应见弦脉得洪脉，心应见洪脉得弦脉，诊为肝实心虚，面对这种情况我们怎么来考虑组方。我们的经验是第一用《辅行诀》中的五脏补泻大方。第二是看病人的主症——病人自我感觉最痛苦的表现：就肝实心虚来讲，如病人的主症表现为易怒、情绪激动等，从肝治；如病人主症表现为失眠、心悸等，从心治。

还有一个重要的问题需要讲一下，临床上四时脉法做出诊断后，用辅行方的时候；许多情况是需要做药味的替换或加减的，不一定要固守原方原药。《辅行诀》"小补肝汤：治心中恐疑，时多恶梦，气上冲心，或汗出，头目眩晕者方"。假如四时脉法诊为肝虚，可从临床实际来看，病人出现如书中所论的病症表现，其概率虽不至于低如中彩票大奖，但也是百人难见其一。可见同样的五脏虚实，临床病症表现是很复杂的。

例如肝虚用补肝汤：桂枝、干姜、五味子、大枣。但病人主要表现在少腹痛，五味子要换成芍药；假如用大方，大补肝汤是小补肝汤加小补心汤：旋覆花、丹皮、竹叶。如果病人表现出气滞明显的症状，可以把丹皮换成厚朴。我们曾经治过一位鼻内生疮的病人，病人开始发现自己鼻内生疮时，自服黄连解毒丸成药，无效；后又输抗生素三天，不但无效反而疮肿痛得较前更重；当时四时脉法的诊断是"肝虚"，我们遂开了三副大补肝汤原方干姜改为浙贝母，患者服药一副半时，下午突然喷嚏连作，清涕直流，并感觉鼻内疮已不痛，一夜后疮肿消，疮处结痂。总之，加减《辅行诀》方的规则之一可以根据病人临床表现替换或加减药证相符的药物，但是不要改变原方的五味格局。这就需要我们既要精读《本草经集注》《名医别录》等本草经典；还要熟读《金匮要略》，学习仲景先师对"汤液经方"的化裁。最后，还得学习后世的一些名方，如四物汤、四君子汤。

先看四物汤：当归、川芎、白芍、熟地。当归：味辛（补肝），温；主妇人漏下绝子，诸恶疮疡，金创……川芎：味辛（补肝），温；主金创，妇人血闭无子……芍药：味酸（泻肝），凉；主除血痹，破坚积……熟地黄：味苦（补肾），寒；主折跌绝筋，伤中，逐血痹，填骨髓，长肌。其药味是：二辛（补肝），一酸（泻肝），一苦（补肾）。《辅行诀》小补肝汤：桂枝（味辛，温，补肝），干姜（味辛，热，补肝），五味子（味酸，温，泻肝），大枣（味甘，平，肝苦急，急食甘以缓之）。药味：二辛（补肝），一酸（泻肝），一甘（肝之急食味）。四物汤与小补肝汤对比来看，四物汤是小补肝汤中的甘味大枣变熟地，熟地苦味补肾泻心；明显就是小补肝汤的变方嘛！其药味的变化是由于肝虚，而出现的"证"的不同而已。

再来看四君子汤：人参、茯苓、白术、炙甘草。功用：益气健脾。主治：脾胃气虚证。面色苍白，语声低微，四肢无力，食少或便溏，舌质淡，脉细缓。该方首载于《太平惠民和剂局方》："治荣卫气虚，脏腑怯弱，心腹胀满，全不思食，肠鸣泄泻，呕哕吐逆，大宜服之。"四君子汤是大家都在用，用了都说好的名方。《辅行诀》小补脾汤：治腹中胀满，不能饮食，干呕，吐利，脉微而虚者方。人参（味甘，凉，补脾），炙甘草（味甘，温，补脾），干姜（味辛，热，泻脾），白术（味苦，平，脾苦湿，急食苦），其药味是二甘，一辛，一苦。四君子汤：人参（味甘，凉，补脾），白术（味苦，脾之急食味），茯苓（味甘，平，补脾），炙甘草（味甘，温，补脾），其药味是三甘一苦。该方可以看做小补脾汤去干姜易茯苓，我们再对比《辅行诀》中的小补肾汤：茯苓、甘草、黄芩。二方都有茯苓、甘草。四君子汤中有小泻肾汤的影意，再看《辅行诀》中小补脾汤加减法最后一条"心中悸者，加茯苓三两"。茯苓：味甘，平，主胸胁逆气，夏至惊邪恐悸（可以理解为水气凌心），心下结痛，寒热烦满，咳逆，口焦舌干，利小便。

四君子汤、四物汤与辅行方的药味变换很值得深思与研究。这才是我们学习经方和化裁应用经方的正确思维和方法，后世中医学界有着"经方""时方"之争，其实没有意义，"小补肝汤"是经方，四物汤同样也是经方；所以，如果你领悟了经典中的理、法、方、药；那你在临证时所开的方子就是经方！

第四章 四时脉法病案解析

第一节 癌症

古代中医没有癌症这个病名。现在中医医师的治疗癌症思维则是根据西医仪器查验发现，自然而然的就从癥瘕积聚来论，西医见到肿瘤是能割掉的就做手术割掉，现代大多数中医医师见到肿瘤则是把但凡经现代药理分析证实有抗肿瘤功效的中草药，能用上的都用上，这其实已经是西医思维下的"中医"，这与我们一直嘲笑西医的头痛治头，脚痛治脚有什么区别？根本上已不是中医了，因为失去了中医的"至数"。现代医疗仪器诊断的肿瘤能不能与癥瘕积聚等同呢？我们来看经典中对于癥瘕积聚的论述。

《中藏经·积聚癥瘕杂虫论》云："癥瘕积聚杂虫者，皆五脏六腑真气失而邪气并，遂乃生焉……盖内外相感，真邪相犯，气血熏抟，交合而成也。"

《灵枢·五变》："黄帝问于少俞曰：余闻百疾之始期也，必生于风雨寒暑，循毫毛而入腠理，或复还，或留止，或为风肿汗出，或为消瘅，或为寒热，或为留痹，或为积聚。奇邪淫溢，不可胜数，愿闻其故……黄帝曰：人之善病肠中积聚者，何以候之？少俞答曰：皮肤薄而不泽，肉不坚而淖泽。如此，则肠胃恶，恶则邪气留止，积聚乃伤脾胃之间，寒温不次，邪气稍至。蓄积留止，大聚乃起。"

《难经·五十五难》："曰：病有积、有聚，何以别之？

然。积者，阴气也；聚者，阳气也。故阴沉而伏，阳浮而动。气之所积，名曰积；气之所聚，名曰聚。故积者，五脏所生；聚者，六腑所成也。积者，阴气也，其始发有常处，其痛不离其部，上下有所终始，左右有所穷处；聚者，阳气也，其始发无根本，上下无所留止，其痛无常处谓之聚。故以是别知积聚也。"

《难经·五十六难》："曰：五脏之积，各有名乎？以何月何日得之？

然。肝之积，名曰肥气，在左胁下，如覆杯，有头足。久不愈，令人发咳逆，痎疟，连岁不已。以季夏戊己日得之。何以言之？肺病传于肝，肝当传脾，脾季夏适王，王者不受邪，肝复欲还肺，肺不肯受，故留结为积。故知肥气以季夏戊己日得之。心之积，名曰伏梁，起脐上，大如臂，上至心下。久不愈，令人病烦心。以秋庚辛日得之。何以言之？肾病传心，心当传肺，肺以秋适王，王者不受邪，心复欲还肾，肾不肯受，故留结为积。故知伏梁以秋庚辛日得之。脾之积，名曰痞气，在胃脘，覆大如盘。久不愈，令人四肢不收，发黄疸，饮食不为肌肤。以冬壬癸日得之。何以言之？肝病传脾，脾当传肾，肾以冬适王，王者不受邪，脾复欲还肝，肝不肯受，故留结为积。故知痞气以冬壬癸日得之。肺之积，名曰息贲，在右胁下，覆大如杯。久不已，令人洒淅寒热，喘咳发肺壅。以春甲乙日得之。何以言之？心病传肺，肺当传肝，肝以春适王，王者不受邪，肺复欲还心，心不肯受，故留结为积。故知息贲以春甲乙日得之。肾之积，名曰贲豚，发于少腹，上至心下，若豚状，或上或下无时。久不已，令人喘逆，骨痿少气。以夏丙丁日得之。何以言之？脾病传肾，肾当传心，心以夏适王，王者不受邪，肾复欲还脾，脾不肯受，故留结为积。故知贲豚以夏丙丁日得之。此五积之要法也。"

结合"内难"的经文来看，某些癌症与癥瘕积聚是可以相提并论的。而且"内难"已经把"积聚"病因病机也论述了——五脏自虚合八风发邪邪气入（卫气）脏腑，脏腑邪传于（卫气）所胜而遇王时，所胜不受留止于脏腑，成积聚（积在脏，聚在腑）；（邪气）蓄积留止，（形质）大聚乃起。更重要的是《内经》也已经把治则明确地告诉我们了。《素问·至真要大论》："寒者热之，热者寒之，微者逆之，甚者从之，坚者削之，客者除之，劳者温之，结者散之，留者攻之，燥者濡之，急者缓之，散者收之，损者温之，逸者行之，惊者平之，上之下之，摩之浴之，薄之劫之，开之发之……热因寒用，寒因热用，塞因塞用，通因通用，必伏其所主，而先其所因，其始则同，其终则异，可使破积，可使溃坚，可使气和，可使必已……辛甘发散为阳，酸苦涌泄为阴，咸味涌泄为阴，淡味渗泄为阳。六者，或收或散，或缓或急，或燥或润，或软或坚，以所利而行之，调其气使其平也。"其治法不外乎阴阳——五行——五脏——五味。

病案一　淋巴癌

马某，女，14岁。

主诉：左下肢疼痛6个月。

病史：2012年冬经北京儿童医院诊断为淋巴癌，作化疗6个月，2014年春淋巴癌复发，又作化疗。化疗后病情没控制住，CT显示左右侧骶骨阴影，怀疑骨转移，医生建议放疗，家属没做。于2015年3月26日来诊。患者身体消瘦，发脱，饮食差，大便溏稀，左下肢时痛，疼痛不甚。面色苍白，两腮处有红疹似痤疮。月经未初潮。舌质淡，苔白，边有齿痕。

脉时：辛丑日壬辰时。

脉象：双寸洪细，左关沉，右关洪弱，左尺沉细，右尺缓大。总体脉象弱、迟。

诊断：虚劳。《诸病源候论·虚劳诸病上》：夫虚劳者，五劳、六极、七伤是也。从本病案来诊时的症候表现，符合七伤之一的"阴寒"。

方：制附子（先煎一小时）15g，干姜15g，红参15g，卷柏15g，麦冬15g，龟板15g，5剂。

[按]从此例淋巴癌的四时脉法来看，一是脾脏有自伤，就是"有饮食劳倦"中的"劳"伤，估计与反复的化疗有关，同时脉沉，伴有"中湿"。很多中医在临床上形成了一个惯性思维，就是：但凡见到脾病，就一定认为脾是虚的，比如健脾利湿，益气健脾等。其实五脏病有实则必定

有其虚。上方用《辅行诀》的理论分析，有小泻脾汤的影子。但我当时开方的思路其实就是要先护中气，病人的表现也是一派中寒伴有水火不济的病症，而没有去考虑骶骨的阴影。从这里看出，辅行诀方与伤寒方，金匮方实有相通之处，而四时脉法与《辅行诀》是完美合拍的。

四诊：患者头生新发（发黑，细卷），新生指甲色红润（指甲上新旧界限非常明显）。饮食尚可，服药期间左下肢疼痛未犯，便溏仍在，腮处有红疹似痤疮。月经仍未来潮。

脉时：丙辰日壬辰时。

脉象：如前。

方：如前。

[按] 患者服药20余天虽外在病症表现向好，但脉象仍旧如前，脉乃气血先见，可见当时所用方剂并未精确符合当时之病情，原因无他，就是其时用的传统脉法没有起到诊断作用。现在用四时脉法重新审视此案，诊断上大方向没错，可从方剂与四时脉法配合上讲，不尽如意，参当时脉象如从心肾入手，用大补心汤加减，鳖甲30g，巴戟天30g，玄参30g，五味子10g，红参30g，附子10g，炙甘草10g。也许局面会更好，现在这样讲虽有事后诸葛亮之嫌，但以后来临床上运用四时脉法与《辅行诀》方配合的效果来看，此揣测未必没有意义。

七诊：患者连续5天早晨食用海参一只，以致积食。昨日呕吐两次，今日来诊。患者自诉胃中上泛酸水，大便臭，肠鸣，日二次，舌苔白厚。

脉时：辛未日壬辰时。

脉象：两关弦滑，双寸弦细，双尺沉滑。

诊断：食积。

方：鸡屎藤30g，干姜15g，红参15g，卷柏15g，麦冬15g，炒麦芽30g，3剂。

[按] 鸡屎藤，《岭南采药录》："味辛苦，平。"《上海常用中草药》："甘酸，平。祛风活血，止痛解毒，消食导滞，除湿消肿。治风湿疼痛，

腹泻痢疾，脘腹疼痛，气虚浮肿，头昏食少，肝脾大，瘰疬，肠痛，无名肿毒，跌打损伤。"这味药经书不载，为后世医家总结的地方中药。对于鸡屎藤的消食导滞的功效笔者体会至深，我小女儿 6 个月时添加辅食不当致积食，3g 鸡屎藤粉加少许冰糖，夜间服，晨起排便，还不伤正。我也体验过，对成人各种积食亦有良效。

八诊：服第七诊药后，食积愈，约之今天来诊。症状同第四诊无大差别，因食积刚愈，胃口稍差。

脉时：丙子日壬辰时。

脉象：同前。

方：在第四诊方中加炒麦芽 15g，5 剂。

[按] 大家读到此处不知发现一个规律没有，病人复诊的时间很有规律，都在壬辰时。是的，我是着重要求病人这样做的，目的无他，就是想求证脉诊能切实地在临床中起到确诊作用。那段时间，随着反复诵读《内经》，发现了时间属性与脉象之间的关联性，碍于当时对国学的研究基础太差，未体悟到正确的四时模型，所以这样做也是无奈之举。

九诊：诊见诸证同上。

脉时：辛巳日壬辰时。

方：上方去炒麦芽，余药同上。

十诊：诊见头发日见浓密，两腮部痤疮同前，便溏仍旧，月经仍未至。舌质淡红，齿痕仍在。

脉时：丙戌日壬辰时。

脉象：双寸洪弱不细，右关沉滑，左关洪，左尺沉不细，右尺浮散。

方：制附子（先煎一小时）15g，干姜 15g，红参 15g，卷柏 15g，麦冬 15g，龟板 15g。

[按] 此时脉象已有明显向好的变化，可对于当时的我来讲，其实并不能完全从脉象来判断病情，由此以后每月服药 25 天，休息 5 天以养胃气，并防止附子毒性累积；服药第 6 个月后由以前每日 1 剂，改为每两日

1 剂。由于此案患者治疗时间长，故下面的复诊记录只选取治疗过程中出现关键变化的时间点和突发外感的情况。

2015 年 5 月 18 日：患者发热，流涕 1 天，来诊。患者因外受风寒，发热，时恶寒，腹痛不欲食，苔薄白，脉沉弦细。

诊断：少阳病。

方：小柴胡汤加白芍，1 剂。

2015 年 10 月 15 日：患者经期腰骶酸痛 3 天，来诊。患者体瘦，饮食正常，脸上红疹消失，10 月 3 日月经初潮，头 3 天来血量多，块多，色暗红，伴腰骶酸痛，影响睡眠，3 天后至今经血未断但量少，色时淡时暗。舌质淡白，边有齿痕。

脉时：甲子日己巳时。

脉象：左关细滑。

诊断：月经不调。

方：红参 15g，茯苓 15g，干姜 15g，炙甘草 15g，麦冬 15g，五味子（碎）15g，卷柏 15g，牡蛎 15g，5 剂。

[按] 少女月经初潮大多会伴有身体不适或经期杂乱，一般无需治疗。但此病人因化疗原故比其他女孩初潮来的晚一年左右，需要调理。此方较第十诊方中去附子加五味子、牡蛎，很多人对附子的认识是补阳，但附子还会调动阳气，耗散阳气，由此后方中未再用附子。病人通过前期服药而月经至，足以证实肾阳之温煦功能已正常，"经水乃天一之水，出肾经，至阴精有至阳之气，故色红"，故去附子。加五味子，是补虚赢而不是酸敛防流经血太多，加牡蛎是因病人初潮有相火上浮之象，并影响睡眠。

上方服用第 3 剂时，血止。复诊后上方加熟地 15g 以补肾气，又连服又 15 剂。

2015 年 12 月 20 日：昨夜患者突发腹部拘挛痛，今日来诊。

自诉：昨日夜间突然腹部拘挛痛，腹痛不甚但影响睡眠。晨起月经来潮，量少，有块，至今腹痛不缓解。

诊见：面色苍白，舌质淡白。

脉时：庚午日壬午时。

脉象：左关弦细脉。

诊断：虚劳里急。

方：黄芪 20g，桂枝 45g，生姜 45g，芍药 90 克，炙甘草 30g，大枣（擘）12 枚、饴糖（烊化）30 克，3 剂。

[按] 此方为《金匮》之黄芪建中汤，服两剂药后腹部拘挛痛愈。本次月经流血 9 天止。

《诸病源候论》："虚劳则肾气不足，伤于冲脉。冲脉为阴脉之海，起于关元，关元穴在脐下，随腹直上至咽喉。劳伤内损，故腹里拘急也。"

《金匮要略》云："虚劳里急，诸不足，黄芪建中汤主之。仲景作小建中汤之用意是在"急"而不是在痛，"急"字可解为虚意，缓意，而非实证之痛作。"

2016 年 3 月 26 日：患者发热，小便不利，来诊。

诊见：月经过后 3 天，逢外感，发热，时恶寒，小便不利，周身乏力，胸胁闷不欲食，汗出，舌质淡白，苔薄白。脉双手寸关弦细有力。

诊断：太阳病。

方：柴胡 45g，桂枝 15g，干姜 10g，红参 15g，黄芩 15g，牡蛎 10g，炙甘草 10 克，3 剂。

[按] 此为柴胡桂枝干姜汤去瓜蒌加红参。《伤寒论》："伤寒五六日，已发汗而复下之，胸胁满，微结，小便不利，渴而不呕，但头汗出，往来寒热心烦者，此为未解也，柴胡桂枝干姜汤主之。"本案因久病重病初愈，又感外邪，邪欲陷胸而未陷，故胸胁闷，小便不利是邪陷太阳之本，气化无力。

2017 年 6 月 8 日：患者月经过多伴腰骶酸痛 7 天，来诊。

诊见：月经量多，色暗红，流血已 7 天，伴腰骶酸痛，舌质红，苔少。

脉时：丙寅日壬辰时。

脉象：脾沉脉，肺浮脉，总体脉细滑。（脾实，肺虚）。

诊断：月经不调。

方：五味子（碎）30g，白芍 30g，牡蛎 30g，当归 10g，熟地 30g，玄参 10g，红参 10 克，5 剂。

[按] 此方为大补肺汤，脉法诊断为肺虚脾实，为什么从肺治？肺虚病病在乙庚，脾实病病在甲己。按说从肺从脾皆可；但此证为月经病，又加之重病初愈，经水出之肾水，经水来多则肾中水亏火浮，大补肺中含小补肾，补肺补水则水旺，肾水旺则浮游之相火藏，肾中水火既济。

当时四时脉法尚未复原完整，2015 年以前我就注意到《内经》《难经》的这种脉法，由于采用了错误的四时理论——从十二地支观四时，为了验证临床，那几年的病历上对六部脉象的脉形，荥位描述得很详细。此案例是 2017 年 6 月开始用正确的四时脉法，也是四时脉法整理出来后，临床应用的第一例。病案中 6 月份以前的脉时是后期推算补充的。另，该病例中的开方思路也是以 2017 年 6 月为界，前者是伤寒方加减，后者是辅行诀方加减。

四时脉法是我在 2017 年 4 月读了樊佳如先生的博文《如何正确认识〈六节藏象论〉——失传的辨五脏盛衰脉法上》后，于 5 月底整理出来临床用法，6 月份开始验证。当时通过对此案病患的月经病与同期其他病人的治疗反馈来看，可以说一扫以前我在脉诊上的尴尬处境，许多病例可以用覆杯而愈来形容。

本案患者于 2017 年初冬经医院查体，两侧骶骨部阴影消失，西医的其他指标正常。我建议可以停药了，患者脉象虽时现虚实，但总体脉象柔和，特别是双寸脉，已经合脉时。但病人母亲不放心，坚持要继续服药。因当时患者月经量多，经期长的问题时好时坏，医院查体时怀疑是化疗引起的子宫发育不良。权衡之下我决定只是在每次月经来潮时，按 2017 年 6 月 8 日的方子经前服 3 剂，经后服 3 剂，连服 3 个月经周期。2017 年年底彻底停药。2019 年又查体一次，西医指标正常。

此病案的患者是我接诊的第一例癌症病人，同时也是应用四时脉法的第一例。我至今清晰记得当时患者母亲与我叙述病史的情景，她母亲讲：女儿2012年确诊癌症后，在北京的医院化疗后病情稳定一段时间，2014年复发又做化疗，但化疗效果不好，按下葫芦起了瓢，出现了骨转移。北京的医院的医师表示希望不大了，并建议作放疗。她当时与老公商量后决定放弃放疗，一是医生说希望不大，二是从12年到现在，因治病家财耗尽无以为继。回老家后她到处搜罗民间土方秘方，亦是舍不了女儿。其实到我这里来也只是绝望中寻希望，并让我不要有后顾之忧。

我当时是有后顾之忧的，一则患者病太重，再就是我很早以前就发现了传统脉法对临床诊断的不确定性。当时我还没读到樊佳如先生的博文，对于四时脉法的研究正处在迷茫孤独的境况，那时我真的连什么是常脉都没在指下真正体验过，何谈以脉来辨病。虽然此病案中对于脉象的记载很细致，但是我知道脉诊当时并不能指导我的诊断，无奈"舍脉从证"，依据《外经微言》的"脾土篇"，"胃土篇"，"包络火篇"，"命门真水篇"；并结合《金匮要略》来处方施治。幸而方药起效，然见效缓慢。

自四时脉法整理出来并应用于临床后，我对该病人出现的月经病症则能诊断清晰，遣方用药真是覆杯而愈。由此感叹《内经》不欺我，古圣不欺我！因写此书，现在用四时脉法重新审视此病人2017年6月前的治疗过程，诚如樊佳如先生所说：此是脉的"至数"之道，至数之极，迫近以微，其来可见，其往可追，别百病以异之，有数者能异之，无数者同之。

小女孩马某每逢见我便说：看看现在的状态，婷婷玉立，谁又能想到我以前受到的苦难。孩子自己停药后写了一篇文章叫《一个小女孩认可了中医》，对于一个16岁的孩子来讲，没有刻骨的经历，写不出这样的文章。我征得马某同意后将其文章转录如下：

雨坠激涟漪

2012年我得了淋巴癌，当时我才11岁，还不明白这是一种什么病，但当我看到父母脸上的泪水，我知道，我可能要与学校告别一段时间了。

　　我先从市里的医院转到省里的医院，又从省里的医院转到北京，在那里我度过了我人生中最难熬的时光。到北京时，已经是下午。幸运的是，我一刻也没有耽误地住上了院，护士拿着采血针和采血管来到了我的病床前，给我抽了5管多的血，第二天又被安排去做活检，一针麻药下去，我听到割开皮肤的咯咯声……

　　第三天，因为肿瘤的压迫，我已经说不出话，甚至喝一点水我就咳得不停。但活检报告没出，医生不敢随便下药，过了三四天，报告出来了，我被诊断为"间变大细胞淋巴瘤"，紧接着我开始大量注射化疗药，打了很多次的"升白针"，口服了无数片的保肝药和激素，做了几十次腰穿，甚至有时候因为使用一种化疗药，我要连续一个月不能吃甜的食物。我的脸开始变得浮肿，头发渐渐地都掉光了，而且我的脾气变得越来越怪，我每天都拖着沉重的身躯，如同没有灵魂的空壳。但是我没有放弃，2013年末，我看到了胜利的曙光，是的，医生告诉我，我已经结束治疗了，可以不用继续做化疗了。我高兴极了，我以为我艰难的日子终于可以结束了，一个星期后我们买了回家的车票。

几载花开又花落

　　但命运总是喜欢捉弄我，2014年，期末考试的前一个星期，我开始剧烈地咳嗽，紧接着我不能走路了。放假后的第二天我们买了去北京的车票，一路颠簸，我们到了医院，医生让我去做CT，一个星期后报告出来了，我以为像我预料的一般，可以马上回家。结果医生却说我左骶骨上有一个病灶，接着我又开始了一系列的化疗。但这次因为高昂的治疗费和房租费我们没有在北京住，而是每次化疗完马上坐车回家，到了该做化疗的时间再回去。在老家等车时，车站的那名售票员说：在莱州市柞村镇有位年轻的中医，治好过不少癌症病人，你们可以让他试试。那时候我和我妈都认为：这种病北京医院的西医都没有完全治好，中医能行吗？况且都说老中医才有经验，一个年轻的中医又能有多大的本事？也就没把这个当回事。于是我又继续做了几次化疗。又做了一次CT检查，报告说我右骶骨又出现了一个病灶，于是我的主治医师让我转院去另一家医院作"放疗"，我们没有照做，选择回家了……

缭绕生死的火种，延续了枯荣

回家后，我们去这里选点偏方，从那里求些良药。为了能治好我的病，父母可谓是为我费尽心思，呕心沥血，但就是没有去售票员曾经说过的那个地方。2015年春天，我们怀着试一试的心态去了柞村，拜访那位年轻的中医吕大夫。当我看到他时，确实有些一愣，以为是找错了人，他的样子看起来也就是30岁出头，询问完我的情况后，他就开始给我号脉，之前在电视上看到中医都是一只手把脉，结果他是双手把脉，这让我觉得很新奇，他刚开始让我一边吃中药，一边让我注射着少量化疗药，一个月后，我开始只吃中药了。中药吃了大约2年吧，他告诉我，可以不用吃了。他通过给我号脉来看，说我现在与健康人没有什么区别，但是还一直叮嘱我规律作息，均衡饮食，加强锻炼，少吃凉的食物。那会儿，我觉得自己好幸运，遇见了一个这么好的医生，那么尽心尽力地帮我治病。后来跟他聊天时，他说："当初你们没有选择做放疗，这是明智的选择。"他给我打了个比喻，说化疗就好像是一个人重重地打了你一下，而放疗就等同于用火来烧你。

通过吕大夫的精心治疗，我已从一个病恹恹的孩子变成一个健康的少年，我与朋友欢笑着，嬉闹着，与同学们在一起学习着，感受着世界的美好。当别人看到我时，都不会把我与癌症这个病联想到一起，也是，一个面色红润，性格开朗的人又怎么会与癌症挂钩呢？现在的我如同重生一般，身体变得越来越好，免疫力越来越强，没得病前会隔三差五地感冒，但现在几乎没有了，很多次流感我都能抵抗过去，如果有时感冒了，只需几副中药，感冒马上就好了。

在这里我十分感激吕大夫的救命之恩，将我从死亡的路上挽救了回来，在我的心里就觉得他如同华佗在世，相信以后的以后，我会将吕大夫的这份真善美传递下去，更希望中医继续发扬光大，更多病友们找到像吕大夫一样医技高超的医生。

通过吕大夫我也获得了许多启示：并不是说只有年迈的中医才会拥有更精湛的医术，年轻的中医不代表没有治愈癌症的可能，但一切的一切需要求得一个好的医生，一个真正有技术含量的中医！

征得患者本人及家属同意，列出该患者的前后诊断报告。见图4-1～图4-4。

 北京大学人民医院
PEKING UNIVERSITY PEOPLE'S HOSPITAL

病 历 记 录
（第2页）

姓名：马████　　门诊号：　　　　住院号：4175408

无恶心、呕吐，无腹痛、腹泻，无骨关节疼痛，无鼻衄、牙龈出血等，精神、食欲、睡眠好，二便正常。

既往史： 既往体健，3岁曾患"肺炎"，治愈。否认肝炎、结核病史及其接触史，否认麻疹、风疹、腮腺炎、猩红热、水痘等传染病史及近期接触史。否认食物及药物过敏史，否认外伤史，我院化疗期间间断输注血及血制品。曾于我院行左锁骨上淋巴结活检手术。

个人史： 患儿系第3胎第2产，其母孕期平顺，否认放射线及有害毒物接触史，足月顺产，否认生后窒息，出生体重3200g，生后母乳喂养，未按时添加辅食，1岁过渡至正常成人普食，平素挑食，爱吃水果，不爱吃蔬菜、肉类。生长发育与正常同龄儿相仿。现上小学5年级，学习成绩好。按时按序进行预防接种。

月经婚育史： 未婚未育。

家族史： 父母体健，非近亲结婚，有1姐，体健。否认家族性遗传病史及类似疾病史。

体 格 检 查

体温：36.6℃，脉搏：84次/分，呼吸：18次/分，血压：105/60mmHg

发育正常，营养中等，神志清楚，自主体位，无贫血貌，表情自如，步入病房，步态自如，查体合作。皮肤粘膜色泽尚红润，皮肤湿度正常，皮肤弹性正常，无肝掌，无蜘蛛痣，无出血点、无淤斑，无皮疹，无皮下结节或肿块，无溃疡。全身浅表淋巴结无肿大。头颅无畸形，眼睑正常，结膜正常，巩膜无黄染。双侧瞳孔等大等圆，双侧对光反射灵敏。乳突无压痛，鼻窦无压痛，口唇无苍白，口腔粘膜光滑，咽无充血，扁桃体无肿大。颈部无抵抗，颈动脉搏动正常，双侧无杂音。气管位置居中，甲状腺正常。胸廓无畸形，胸壁静脉无曲张，胸骨无压痛。肺部呼吸运动度对称，双肺叩诊清音，呼吸规整，双肺呼吸音清，未闻及干湿性啰音。心前区无隆起，心尖搏动正常，心率84次/分，心律齐，心音有力，未闻杂音。腹部平坦，无肠型，无蠕动波，腹式呼吸存在，腹壁静脉无曲张，无手术瘢痕，无疝，腹壁柔软，无压痛，腹肌无紧张，无反跳痛，Murphhy征阴性，肝脏未触及，脾脏未触及，腹部无包块，移动性浊音阴性，肠鸣音正常，4次/分，无气过水声，血管无杂音。脊柱正常，棘突无压痛，无叩痛，四肢活动正常，双侧下肢无可凹性水肿，无杵状指（趾）。肛门及外阴正常，双侧膝腱反射、跟腱反射对称引出，肌张力正常，肌力5级。双侧布氏征、巴氏征、克氏征均阴性。

辅 助 检 查

门诊血常规及肝肾功能均大致正常。

入院诊断

1、ALK阳性间变性大细胞淋巴瘤

崔萝莲
2015年11月25日

图 4 - 1

北京大学人民医院
PEKING UNIVERSITY PEOPLE'S HOSPITAL

病 历 记 录

（第3页）

姓名：马▆▆▆▆　　门诊号：　　　　住院号：4175408

确定诊断：

1、ALK阳性间变性大细胞淋巴瘤

薛莲

2015年11月25日

图 4-2

第1页，共1页　　　　　　　　全血细胞分析（五分类）　马▆▆▆　采样时间：2015-09-19 06:16

北京大学人民医院检验报告单
Peking University People's Hospital Laboratory Report

姓名：马▆▆▆　　　卡号/病案号：4175408　　标本编号：152129151　送检科室：儿科病房　　病房：海6A病区（一病区

性别：女　年龄：13岁　流水号：1074　临床诊断：淋巴瘤　　嘱托：　　　　　　床号：0036

检验项目：全血细胞分析（五分类）　执行科室：门诊化验室（清河）标本类型：血　　申请医生：陆爱东

检验项目	结果	单位　参考区间	检验项目	结果	单位　参考区间
BC　白细胞	14.39 ↑	10^9/L 3.50 - 9.50	BA# 嗜碱性细胞绝对值	0.00	10^9/L 0.00 - 0.06
淋巴细胞百分比	1.7 ↓	% 20.0 - 50.0	RBC 红细胞	3.61 ↓	10^12/L 3.80 - 5.10
单核细胞百分比	0.3 ↓	% 3.0 - 10.0	HGB 血红蛋白含量	115	g/L 115 - 150
中性细胞百分比	98.0 ↑	% 40.0 - 75.0	HCT 红细胞压积	33.4 ↓	% 35.0 - 45.0
嗜酸性细胞百分比(EO%)	0.0 ↓	% 0.4 - 8.0	MCV 红细胞平均体积	92.5	fL 82.0 - 100.0
嗜碱性细胞百分比	0.0	% 0.0 - 1.0	MCH 平均红细胞血红蛋白含量	31.9	pg 27.0 - 34.0
淋巴细胞绝对值	0.25 ↓	10^9/L 1.10 - 3.20	RDW-C 平均红细胞体积分布宽度	14.3	% 0.0 - 15.0
单核细胞绝对值	0.05 ↓	10^9/L 0.10 - 0.60	MCHC 平均红细胞血红蛋白浓度	344	g/L 316 - 354
NE# 中性粒细胞绝对值	14.09 ↑	10^9/L 1.80 - 6.30	PLT 血小板计数	279	10^9/L 125 - 350
嗜酸性粒细胞绝对值	0.00 ↓	10^9/L 0.02 - 0.52	MPV 平均血小板体积(MPV)	10.1	fL 6.8 - 13.5

14

检测仪器：XE-2100(清河)　　采样地点：海6A病区（一病区　检验者：历程风　　　　　审核者：历程风

申请时间：2015-09-17 09:54　采样时间：2015-09-19 06:16　接收时间：2015-09-19 09:03　报告时间：2015-09-19 09:41

注1：本报告仅对送检标本负责。　◆移记项目为北京市三甲医院互认项目。　★标记结果为危急值。

注2：#标记项目成人参考区间依据中华人民共和国卫生行业标准（WS/T 404-2012和WS/T 405-2012）修订，自2013年8月1日执行。

图 4-3

莱州市人民医院检验报告单 质评合格 省内参考

姓 名：马██ 科 别：急救门诊(内科) 临床诊断：发热
性 别：女 病床号： 采样时间：2020.01.14 21:25 标本种类：全血
年 龄：17岁 ID号： 收样时间：2020.01.14 21:28 送检医师：窦金花
备 注： 门诊卡号：2002056797

序号	分析	项 目	结果	单位		参考值
1	WBC	白细胞	7.91	*10^9/L		3.50-9.50
2	LYMPH%	淋巴细胞百分比	23.8	%		20-40
3	MONO%	单核细胞百分比	9.3	%	↑	3-8
4	NEUT%	中性粒细胞百分比	64.7	%		51-75
5	EO%	嗜酸细胞百分比	1.8	%		0.5-5.0
6	BASO%	嗜碱细胞百分比	0.4	%		0-2.5
7	LYMPH=	淋巴细胞绝对值	1.88	*10^9/L		0.80-4.00
8	MONO=	单核细胞绝对值	0.74	*10^9/L	↑	0.30-0.50
9	NEUT=	中性粒细胞绝对值	5.12	*10^9/L		3.10-6.20
10	EO=	嗜酸细胞绝对值	0.14	*10^9/L		0.05-0.50
11	BASO=	嗜碱细胞绝对值	0.03	*10^9/L		0-0.10
12	RBC	红细胞	4.38	*10^12/L		3.8-5.1
13	HGB	血红蛋白	114	g/L	↓	115-150
14	HCT	红细胞压积	35.60%		↓	37.00-47.00
15	MCV	平均红细胞体积	81.1	fL	↓	86-100
16	MCH	平均红细胞血红蛋白含量	26.1	pg		26-31
17	MCHC	平均红细胞血红蛋白浓度	322.0	g/L		310-370
18	RDW-CV	红细胞分布宽度(CV)	16.8	%	↑	0-15
19	RDW-SD	红细胞分布宽度(SD)	50.60	fL		37-54
20	PLT	血小板计数	275	*10^9/L		125-350
21	PDW	血小板分布宽度	15.8	%		9-17
22	MPV	血小板平均体积	8.2	fL		6.8-13
23	P-LCR	大血小板比率	15.0	%		13-43
24	PCT	血小板压积	0.23	%		0.05-0.3

图 4-4

病案二 淋巴癌

韩某，男，39岁。

主诉：胃痛反酸7天。

病史：患者于2016年春，经上海曙光医院确诊为淋巴癌，未化疗，未手术。后于蓬莱某中医诊所采取中医保守治疗。2017年4月患者服中药后头晕，胃痛反酸，2017年5月16日来诊。患者头晕，胃痛反酸，右侧颈部触到淋巴结节两个，右侧颈部因取活检后稍疼痛，大便溏日二次，周身乏力，精神不振，面色苍白，舌质淡白。

脉时：癸卯日丁巳时。

脉象：肺脉见缓大脉，命门脉弦紧，右尺弦大。

诊断：瘰疬。

方：红参 15g，炙甘草 15g，姜半夏 15g，沙参 15g，麦冬 15g，生枣仁（碎）15g，牡蛎 15g，5 剂。

[按] 命门脉弦大带紧，是大病伤元气了，再加之来诊前在某中医处服过抗癌中药，方中多为苦寒之品，伤了脾胃，胃气弱。故用了大补脾汤加减。

二诊：患者服药后胃不痛，不反酸，大便正常。

脉时：庚戌日庚辰时。

脉象：命门脉已无弦紧，变为有胃气的洪弱。

方：上方去沙参，加蒲公英、紫背天葵各 30g。

[按] 陈士铎云"蒲公英、紫背天葵治瘰疬如神"。

三诊：患者头不晕，白天精神变好。

脉时：丙辰日甲午时。

脉象：肝见洪脉，右关洪大。

方：守方如上。

[按] 病人守方服至 40 天左右，右侧颈部两个淋巴结节消掉一个，守方服至 50 天，患者自行决定停药。

2018 年 3 月 2 日：患者外感发热后，双腹股沟淋巴结肿大 20 余天，来诊。患者双腹股沟淋巴结肿大牵扯睾丸痛，睾丸水肿，左下肢水肿伴腿疼。面色白，舌质白，舌苔薄白。

脉时：癸巳日壬戌时。

脉象：肺弦脉，心见缓脉，六脉皆带大像（肺实，心虚）。

诊断：瘰疬。

方：炒葶苈子（包煎）45g，旋覆花（包煎）45g，桂枝 45g，生姜

45g，甘草45克，5剂。加服中成药小金丸。

[**按**] 病人此次复发的原因是，2017年7月份停药后，由市里搬至山上生活，养花种葫芦，修养身心；但寒冬腊月山居风大，室内炉火不旺，腊月二十七，韩某理完发，头发没干去山上贴对联，感冒了。旧病发，双腹股沟部淋巴结肿大，伴腿疼，睾丸疼，去市人民医院检查，肠系膜淋巴结肿大，诊断为多发性淋巴瘤。

本案脉诊为实，形寒伤寒病在肺，"肺主通调水道"，《水热穴论》："肾者至阴也。至阴者盛水也。肺者太阴也。少阴者各脉也。故其本在肾，其末在肺。皆积水也。"故下肢水肿。方用大泻肺汤加减，加服小金丸的用意就是消肿散结。

二诊：见腹股沟淋巴结肿大，双下肢肿较一诊时加重，按之硬。睾丸水肿，面色白，舌质白，苔薄白。

脉诊：如前。

方：炒葶苈子（包煎）45g，旋复花（包煎）45g，生姜45g，炙甘草45g，茯苓45g，泽兰30g，紫背天葵30g，5剂。加服小金丸。

三诊：患者自诉服药后夜间休息后下肢水肿减轻，晨起加重如故。

脉：如上。

方：守方不变。

六诊：摸触淋巴结比以前消之三分之一，守方不变。

[**按**] 患者与我微信聊天，说昨晚突然放屁无数，双腿肿消得基本上看不出。早晨起床洗脸吃饭后，走了几步，左腿稍肿。睾丸肿也消了很多，已不痛。

2018年6月19日：患者发热1天，来诊。

诊见：寒热往来，无汗，不欲食，舌质淡，苔薄白。

脉象：弦大。

方：小柴胡汤。

二诊：2018年6月21日，病人服上药后，寒热往来等症愈，腿肿稍轻，脉弦大。

方：柴胡 45g，黄芩 15g，桂枝 15g，红参 15g，白芍 15g，蒲公英 30g，紫背天葵 30g，炙甘草 15g，5 剂。加服小金丸。

[按] 患者服药期间我教会其"气交灸"法，每天 1 次。灸至第 3 天，患者反馈：某天晚上，灸完后放屁无数。腿肿消了很多。我嘱其：坚持做气交灸，勿生气。

2018 年 6 月 27 日：复诊，诊见腹股沟淋巴结已消至原先的三分之一大小，双腿稍肿，睾丸肿消。患者要求停药。

病案三 肺癌

韩某，男，67 岁。

病史：该患者 20 余年前患胃癌，后经手术治疗。2017 年确诊为肺癌，于省肿瘤医院放化疗，放化疗期间肿瘤不断生长，化疗药物引起的不良反应严重。2018 年 4 月 26 日来诊。患者咳嗽痰少，痰白黏，两颧红，体瘦，周身无力，舌质红，裂纹舌，苔少。

脉时：戊子日戊午时。

脉象：六脉皆洪大紧（病在太阴，治从手太阴）。

诊断：积聚。

方：麦冬 45g，五味子（碎）45g，旋复花（包煎）15g，姜半夏 45g，红参 45g，炙甘草 15g，干姜 15g，5 剂。

[按] 在临床运用四时脉法过程中，会遇到如本案病人出现的脉象，就是六部脉在指下都是一样的。这样四时在脉诊中似乎失去了参考作用。第一，这不是外感天行病，六脉皆洪大的脉象不能用阴阳脉法来断。第二，洪，指菽位，而病人的病症表现是在肺。第三，戊己时，土王四季，胃气来也，脉形的大紧提示胃气损，再就是六部之中包含命门脉，命门脉出现洪大紧，说明元气不藏，耗散于外。综合上三条考虑，辨病在肺，用大补肺汤变方。方中包含了后世的一个时方——生脉散。这个方名起得很

贴切。心主脉，脉舍神，精藏于肾，精神者，阴阳也，元气也。

二诊：脉证如上。守方如上。

三诊：患者咳嗽咳痰胸痛消失，余证同前，脉象如前。

方：一诊方去旋覆花，加鳖甲 15g。

[按] 方中去旋覆花，一是咳嗽胸痛病症解，二是旋覆花久服恐伤气。故加同为咸味的鳖甲，保持方义不变，另鳖甲有消癥瘕散结之效。对经方在临床应用的思路；于药味的加减上不遑多论，每位中医大夫都对药物有自己的心得，重点说一下药量，大家可能都知道一句话"中医不传之秘在于药量"，观伤寒方，辅行诀方的药量都是以量论，君药大多为三两，后世民间中医也有个"三两三"论。所以经方中的"三，六，半斤，一斤，十二枚"用量的背后肯定有严谨的模型体系；比如仲景的"桂枝加桂汤"，桂枝由三两加至五两，方义就由治太阳病中风的解肌，变成"治太阳病，误用烧针发汗，使心阳虚，下焦寒气上冲，致发奔豚，气从少腹上冲心胸者"；我们在没有参透剂量秘密的情况下，临床应用经方要么原方原量，假如对病证驾驭不了，没把握原方原量，需要减药量可以，但方中君臣佐使的整体比例，结构不变，这样才能不失了经方的组方规矩。

四诊：诊见两颧红，患者自诉食少，周身无力等症消失。

脉时：甲辰日戊辰时。

脉象：六脉脉洪，脉象缓和。

方：麦冬 45g，五味子（碎）45g，鳖甲 15g，姜半夏 45g，红参 45g，炙甘草 15g，干姜 15g，5 剂。

[按] 患者依省肿瘤医院医嘱复查（医院规定 3 个月复查）结果显示：肿瘤没有变化。（在省肿瘤放化疗期间，病人自己描述肿瘤一度生长至鹌鹑蛋大小）后守上方前后 3 个月余，医院复查肿瘤小至黄豆大。病人自行决定停服中药汤剂，改服中成药。

2019 年 7 月 2 日：患者胃癌复发入院 3 天，其子邀余出诊。

症见：患者瘦极，腹缩塌，精神不振，下肢水肿，脚踝脚背肿甚，下不了床，舌红无苔，裂纹舌。

脉时：庚子日己卯时。

脉象：六脉皆洪大少胃气。

方：黄芪45g，桂枝45g，白芍90g，炙甘草30g，生姜45g，大枣12枚，红参45g，3剂。3剂得药汁300ml分9次经胃管导入。

[按] 2018年底，患者来电说他吃饭有点噎，我怕胃癌复发，劝其检查，正赶年底，拖至正月十五后才做CT，结果显示吻合口炎症（当地医院误诊了）。开了些胃药，药名不详。至2019年夏至前患者几乎吃不下饭，体瘦得厉害走路都不稳。其子开车载他去了趟307医院。诊断为胃癌复发。患者决定放弃放化疗，遂在当地医院保守治疗（打营养液），一入院，大夫插了胃管，不让患者吃饭。入院七天后，其子找我到医院为其诊治。

二诊：患者自觉身上有力。余证同前。脉同前。方同前3剂。

三诊：患者能下床活动，精神向好，下肢水肿，脚踝脚背肿明显减轻。并胖了4斤。脉证同前，方同前。

四诊，脉证同前。患者准备出院，又开了5剂药回家，继续服药。

[按]《辅行诀》中的救五脏诸劳损病方，论述就是五脏劳亟的情况，文中以筋、脉、肉、气、精来代指五脏。而其中的"建中补脾汤"与《伤寒论》的"小建中汤"，组方一致。"伤寒，阳脉涩，阴脉弦，法当腹中急痛，先与小建中汤"，"虚劳里急，悸，衄，腹中痛，梦失精，四肢酸疼，手足烦热，咽干口燥，小建中汤主之"。《辅行决》："建中补脾汤。治脾虚，肉亟，瘦弱如骨柴，腹中拘急，四肢无力者方。"仲景这两处应用小建中汤的条文中，伤寒中"急"字，可解为虚意，缓意，是为表证在"急"而不是在痛，而《辅行诀》里的建中补脾汤是治"亟"，肉极；二者病机相同，只是临床病症的轻重缓急不同。

本案病人20年前患胃癌，手术切掉胃的三分之一，因身处农村碍于当时经济条件手术后无力支付化疗费用（现在看来确是幸事），便回乡休养。病患当时身体极其虚弱，按他自己的话讲，已经能摸到阎王鼻子了，并且自己给自己在村中选好了埋骨之地。后经邻村一位老中医的指点在山上找一种当地草药，老中医说此草能治"打摆子"。患者连服此草药 3 年余，挺了过来。

2017 年 7 月，该患者因久咳不止身体消瘦，经省肿瘤医院确诊为肺癌。后在该医院作化疗放疗，患者除了忍受 3 个月严重的不良反应及掉了几颗牙之外什么也没得到，病情继续发展，肿瘤继续生长，眼见同室病友走马灯似的轮换，盛怒之下寻求中医治疗。

本案病患是我接治癌症以来少有的豁达看淡生死之人，服药 3 个月后，肿瘤缩减明显，病情大为好转；病人自己主动要求停药，理由就是想享受口福，改服中成药。

病案四　肺癌肝转移

万某，男，68 岁。

主诉：咳嗽胸闷 1 月。

病史：肺癌化疗后，双肺转移，肝转移。2019 年 7 月 2 日受患者家属之邀去医院出诊。体瘦极，体乏无力，精神极度不振，不言语，半坐位，面白，舌红无苔。患者自诉夜间咳甚，憋闷，自觉呼吸气不入腹（肾不纳气），不能入睡，饮食少。

脉时：庚子日己卯时。

脉象：已分不出浮沉菽位，皮下就是脉，六部脉散大，命门脉躁数（命门衰）。

诊断：虚劳（虚劳积聚候）。

方：广陈皮 30g，姜半夏 30g，茯苓 30g，五味子（碎）15g，红参15g，炒葶苈子（包煎）15g，3 剂。

[按] 本案从脉证表现上看，元气已衰，无力抵御病邪，开方用药的目的是为了缓解患者夜间咳甚的症状，减轻病痛。故用大补肝汤的方义做

药味的替换。

二诊：服上药后，精神良，夜间咳轻，身有力。自述服上药2～3小时后，胃烧心。

脉时：甲辰日戊辰时。

脉象：六部脉大；命门脉硬大，不躁，不数。

方：麦冬45g，五味子（碎）45g，葶苈子（包煎）15g，红参45g，炙甘草15g，玄参15g，广陈皮15g，干姜15克，3剂。

[按] 服上药后有效，脉象有向好的变化，服药后患者胃烧心，是胃气大衰不受药力，改思路，去姜半夏，加麦冬、玄参、干姜，补肺敛命门火。

《神农本草经》："麦门冬，味甘，平。主心腹结气，伤中伤饱，胃络脉绝，羸瘦短气。久服，轻身不老不饥。"

《名医别录》："麦冬，微寒，无毒。主治身重目黄，心下支满，虚劳，客热，口干，燥渴，止呕吐，愈痿强阴，益精，消谷调中，保神，定肺气，安五脏，令人肥健，美颜色，有子。"

三诊：服上药，精神很好，已能自己下床上厕所，夜间咳减轻，已能入睡，唯动则气喘，肾不纳气（自觉呼吸气不入腹）未缓解。舌红，边有瘀点。

脉时：丁未日甲辰时。

脉象：六部脉大，命门脉较二诊时稍软。

方：麦冬45g，五味子（碎）45g，红参45g，广陈皮15g，熟地45g，干姜15g，丹皮15g，炙甘草15g，3剂。

四诊：脉证同前。患者服药1剂半后，逢当天饮食不当，服药2小时后吐。嘱停药2天，休息脾胃。

五诊：胃气稍平，改小方调胃气。

方：红参15g，熟地5g，玄参5g，五味子5g，3剂。

六诊：服第五诊药的最后一天，夜间咳甚。嘱其把第四诊未服完的药服完。该患者现在还在治疗中。从服药后脉象的变化来看这例病人不一定能救回他的命，但是，在他余下的时间里，解除或者减轻其痛苦，那也是好的。

病案五　肝癌

陶某，男，64岁。

主诉：两胁痛1个月。

病史：经市中医医院确诊为乙肝、肝硬化、肝癌，未转移。医院告知患者家属，说患者病情严重，很难活过"五一"，家属决定保守治疗，2018年3月6日来诊。患者面色青黑，抬头纹理苍白，舌质青，胖大，舌苔腻稍黄。患者自诉两胁胀痛，纳食差，失眠，便溏，伴有轻微腹水，小便可。

脉时：丁酉日甲辰时。

脉象：肝来浮大脉，命门脉洪大，脾部脉浮大。

诊断：积聚。

方：炒葶苈子（包煎）45g，桂枝45g，制附子（先煎一小时）15g，茵陈15g，红参30g，川椒45g，枳壳15g，5剂。

[按]　患者出现肝的逆四时脉，少胃气，贼邪。《内经》云：脉逆四时，十死不治。跟家属交流患者的脉象代表的意义后，家属决定继续治疗。此方的方义是根据四时脉象来补肝泻肺。即大补肝汤加小泻肺汤。

二诊：病症如前，脉象如前，守方不变。

三诊：患者自诉食多，有力，腹水消，两胁胀痛减轻。但脉象如前。

方：守方不变。

四诊：临床病症除便溏外，余症皆消失。

脉时：壬子日甲辰时。

脉象：命门脉象稍较前柔弱些，但逆四时脉象未变。

方：制附子（先煎一小时）15g，桂枝45g，红参45g，枳壳30g，丹参 30g，鳖甲 90g，5 剂。

[按] 几个《辅行诀》本子的"救诸劳损病方"中，"建中补脾汤"是唯一个组方相同的方子，该方的组方格局有一个明显特点——芍药的剂量用六两，篇后解释称为"制以所官之主"，芍药味酸，对应"建中补脾汤"来讲酸味泻肝，去脾之肝邪，同时还补肺，肺乃脾之子，"子能令母实"。我思考之后，感觉救诸劳损病方是可以用于四时脉法判定的五脏贼邪情况的。所以第四诊时所开的方子是我研读《辅行诀》后，将其各版本记载杂乱的救诸劳损病方按阴阳五行模型重新整理出来后的"养生补肝汤"；然后根据陶某的病症表现做了药味的替换，把鳖甲作为"制以所官之主，作六两"。

第四诊后方子就固定了，每月服药 25 天。用药期间陶某病情状态稳定，还一直在苹果园里干活。但是每次来复诊，脉象的逆四时脉始终未变。但陶某活过了"五一"！于五月中旬去医院做了复查，他的主治大夫感到惊奇，结果显示，腹部仅有很少量的腹水，肿瘤没转移，没长大。陶某觉得自己可能要创造奇迹，但我心里明白，脉象不改，奇迹不可能创造。

2018 年 8 月 6 日，立秋前一天，陶某晨起推摩托车去田里干活，突然觉得全身无力，遂来诊。诊见外在症状没有加重，但是脉诊出现了真脏脉。庚午日庚辰时，两关洪细，按之如循刀刃，肝的真脏脉。《气象论》云："肝见庚辛死。"申酉金旺，期七八日死。从这例病案中我第一次体会到真脏脉。"如循刀刃"，指下感觉就是脉细，来去起伏小，脉气来时就像手指放在钝刀刃上。《内经》云："所谓无胃气者，但得真脏脉。"此次患者来诊，我没有开药。患者回家后卧床不起，后来腹水加重，7 天水米不进，去世。

病案六　乳腺癌淋巴结转移

韩某，女，63 岁。

主诉：失眠 15 天。

病史：两年前，经市人民医院确诊为乳腺癌，其子女特聘请省肿瘤医院的专家来当地市医院会诊，两医院专家得出一致的治疗建议——手术；而且是力劝手术越早越好，因为肿瘤未转移，并跟家属说越早手术，术后复发的可能性越低。经家属与病人商议后同意专家们的治疗意见。手术很成功，术后市人民医院的大夫又力劝韩某作化疗。其子女咨询了省肿瘤医院的那位主任后，决定不做化疗。2019年10月份于市医院复查，CT结果显示左侧腋窝肌层0.7cm＊0.3cm＊0.5cm的回声结构，考虑"乳腺癌术后淋巴转移"，市医院的大夫建议手术治疗，病人不同意。2019年12月24日，遂来诊。患者自觉无所苦，二便正常，唯饭量较前些日子小了，睡眠浅，半夜易醒，醒后入睡难；夜间稍口干；诊见口唇色暗红，红白相间，舌质暗红，舌裂，无苔。

脉时：乙未日癸未时。

脉象：肾得洪脉，心得沉脉。六脉脉形偏大偏迟（肾实邪，心实邪）。

诊断：瘰疬。

方：茯苓30g，红参30g，桂枝30g，生地10g，炒枣仁（碎）10g，鳖甲10g，5剂。

［按］此方乃大泻肾汤变方根据临床病症作的药味替换加减。

1.把辛味药桂枝加了量，而把苦味药生地减了量的用意，通过脉形大，迟，可判断肾实心虚，有寒。

2.把《辅行诀》原方的一酸一咸替换成枣仁、鳖甲，目的是符合病症——安神祛邪消瘰疬。

二诊：舌质裂纹较一诊时减轻，饭量正常，服药五天，只有一晚夜半醒，但醒后不久入睡。

脉时：庚子日庚辰时。

脉象：肾得弦脉。但总体脉形已不大，还是迟象（肾实）。

方：守方不变，5剂。

［按］本案患者二诊时初候的脉象是六部皆洪脉。候得此脉象我心里一惊，药出问题啦？心脉还出现了逆四时贼邪，病情加重了？我带着疑虑又号了5分钟，发现右尺心脉由洪变缓。我问韩某怎么来的，她说今天南

关赶大集，一路小跑过来排个前号，然后好赶集备年货。哦，原来如此，于是我对她说："药开好了，抓药的空档你坐着休息一下，拿着药了先别去赶集，我再给你号号脉。"半个多钟头后，脉象表现还是和一诊一样。

三诊：病症同前。

脉时：乙巳日庚辰时。

脉象：肾得弦脉（肾实）。

方：同前，5剂。同时加服中成药"小金丸"。

四诊：病症同前。

脉时：庚戌日癸未时。

脉象：肾得弦脉（肾实）。

方：茯苓30g，红参30g，熟地30g，桂枝10g，鳖甲10g，炒枣仁（碎）10g，5剂。并继续加服"小金丸"。

[按] 四诊药方改回大泻肾汤的药量格局，因为四诊时脉象已不大，不迟，总体柔和。

五诊：诸证同前，脉诊如前。

方：同前，10剂，继续加服"小金丸"。

[按] 韩某于2020年1月23日下午经市人民医院CT检查，肿大的淋巴结，也就是西医怀疑的淋巴转移，消失了。韩某女儿与我微信聊这事时告诉我：当时韩某的主治医生十分惊讶地"哎"了一声，"淋巴结怎么会没有了？"。然后韩某和她女儿什么话也没说。我问："你怎么不告诉他，你服过中药看过中医？"韩某女儿："因为第一次复查出现淋巴转移时，他（主治大夫）说要做手术，我妈害怕了，说想看看中医，然后主治大夫讲：'他们也会治病？'所以再复查时，我和我妈什么话也没讲。"可见当今西医对中医的普遍不理解和鄙视的态度。

征得患者本人及家属同意，列出该患者中医经治的前后诊断报告见图4-5、图4-6。

滨 州 医 学 院 附 属 医 院
莱 州 市 人 民 医 院
彩 色 超 声 检 查 报 告 单

姓名：韩█████   性别：女   年龄：63   门诊号：
科室：甲乳外科门诊   住院号：   床号：
检查部位：彩超-乳腺及其引流区淋巴结（双侧）

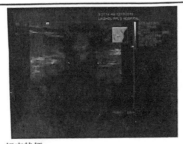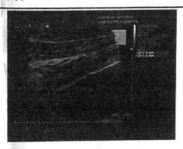

超声特征：
　　左侧乳腺腺体未见明显结节及液性暗区，乳腺导管不宽。
　　右侧乳腺切除，局部未见明显异常回声。
　　右侧腋窝肌层探及大小约0.7*0.3*0.5cm低回声结构，边界尚清，内回声尚均，未见明显血流信号。
　　左侧腋下区、锁骨下区未探及明显肿大淋巴结。

超声提示：
　　右侧腋窝肌层低回声结构

报告医师：所丽华　　签名：　　记录者：杨丽　　检查日期：2019-12-10 09:27:00
* 此报告仅供临床参考

图 4-5

127

滨州医学院附属医院　　　　　普诊

影像号：2202016494　　莱州市人民医院　　唯一号：2001330226
条码号：0000034502　　CT 诊断报告单　　门诊号：2001330226

姓名：韩██　性别：女　年龄：63岁　科室：甲乳外科门诊　床号：

检查部位及方法：胸部CT平扫（128层）

影像所见：

　　左侧胸廓略示塌陷，左侧部分肋骨形态欠自然，胸8及腰1椎体楔形变，双肺可见少量斑片状、索条状高密度影，边界清。气管及各叶段支气管通畅，双侧肺门及纵隔内未见肿大淋巴结，冠状动脉走行区可见条状高密度灶。双侧胸腔未见明显积液。右侧乳腺示术后改变。扫描层面内：肝左叶可见囊状水样低密度，大小约1.3x1.0cm，肝左叶可见类圆形高密度。

意见：

1、符合右侧乳腺术后CT表现，双肺少量纤维灶。
2、左侧部分肋骨形态欠自然，胸8及腰1椎体楔形变，请结合临床病史。
3、冠状动脉多发钙化灶。
4、肝囊肿可能，肝内胆管结石可能。
请结合临床，注意复查或进一步检查。

审核医师：江志勇　　书写医师：刘毅

检查日期：　2020-01-23 08:20:58　报告日期：2020-01-23 08:46:56

本报告仅供临床医师参考，复查时请务必带来对照。　370625195604030021

图 4 - 6

病案七　甲状腺瘤

王某，女，45岁。

主诉：甲状腺瘤，伴情绪易怒4月余。

病史：2017年5月，经市人民医院诊断为右侧甲状腺瘤，伴两个淋巴结节转移。2017年9月14日来诊。

诊见：右侧甲状腺肿如核桃大，舌质淡红，苔白。患者自诉情绪时烦躁，时精神不振，吃饭可以，二便正常。

脉时：甲辰日戊辰时。

脉象：肝来洪脉（肝实）。

诊断：瘿瘤。

方：柴胡15g，枳壳15g，白芍15g，炙甘草15g，昆布15g，5剂。

二诊：三诊脉象如前。病人服药15天，自述没感觉，三诊时加服小金丸。

服药第45天的时候，甲状腺瘤明显缩小。服药100天左右，瘿瘤消失。

[**按**] 此方本意是小泻肝汤加减，去一辛味生姜，加柴胡、昆布。去生姜加柴胡是因为病人时烦躁，又恰逢中秋，天气燥热。加柴胡和昆布的用意则是咸能软坚散结。

看此方格局与伤寒之四逆散同，在桂本《伤寒论》又叫柴胡芍药枳实甘草汤。这又证实了《辅行诀》与《伤寒论》之间紧密的关系。

方中的枳壳、柴胡两味药需要重点讲一下。枳壳其实就是《神农本草经》《伤寒论》《辅行诀》中的枳实。《本草经集注》："枳实——九月、十月采，阴干。今处处有，采破令干。用之除中核，微炙令香，亦如橘皮，以陈者为良。"我们现在药典中的枳实，5～6月间采摘或采集自落的（未成熟）果实，自中部横切为两半，晒干或低温干燥，较小者直接晒干或低温干燥。比较之下，可以看出虽为同一物，此枳实非彼枳实。药典中枳实是乃枳壳也。

柴胡，《神农本草经》载其有一功效"推陈致新"，而整部《神农本草经》中与之有相同功效的只有大黄、芒硝。《神农本草经》中载的柴胡，大黄五味归属是"苦"；但《辅行诀》把大黄、芒硝是归于"咸"。前面讲《辅行诀》中药物的五味归属是用纳音五行为模型，"水火既济"。正味是苦先入心，咸先入肾；"二十五味药精"则是味咸皆属火，味苦皆属肾。再接着看，《辅行诀》中治外感天行病的六神方之一"大阴旦汤"与《伤寒论》少阳病之小柴胡汤只差"芍药"，陶弘景云："阴旦者，扶阴之方，以柴胡为主"；这与《内经》所云："用热远热"背后的道理是一致的。按五运六气理论，心为君主之官，不受邪，不主时，不司气，而以相火代之；所以五运之火分为君火、相火，五运成了六气。《辅行诀》也有这种理论的体现，就是别列了大小补泻心汤与大小补泻心包汤。心包三焦乃命门相火也。"二十五味药精"的味咸皆属心的"心"显然是指心包相火，而不是君火。故"用热（味咸皆属火）远热（顺应相火之气，以避免带来身体的伤害）"。说到这里相信大家可以领悟到经典背后的理法的统一性。

以"内难"为核心的中医学，对于人体和疾病的认识中有一套理论——五运六气、阴阳（三阴三阳）、四时五行；也就是六经六气，五脏。六经包含天之六元之气，风寒暑湿燥火；也包括风寒暑湿燥火六邪气，还有三阴三阳的六经时空，十二经脉，二十七气，五脏六腑。"正气存内，邪不可干"；正气这个概念，我认为就是人身的营卫气，它包括人之先天元气，呼吸宗气，和水谷精微。营卫气运行于十二经，供养五脏六腑、四肢百骸。营卫于人身中的运行看似如环无端，无头尾；但有其纲纪，这个"纲纪"就是三阴三阳、四时、五行。

《灵枢·五十营》《灵枢·卫气行》是讲卫气运行的规律。《素问·生气通天论》《素问·阴阳大论》《素问·金匮真言论》等几篇大论，以人身卫气运行规律合天道运行的规律来判断疾病。《内经》叫"审查卫气为百病母"。做的最好的就是张仲景。医圣在《伤寒论·序》中自己就说了，我的东西"虽不能尽愈诸病"，但也可以"见病知源"。医圣为什么敢说这样的大话？因为《伤寒杂病论》的根本理论就是五运六气、阴阳四时五行。因此中医临床的望（望神气望五轮明堂阙庭）、闻（不是闻味，是听五音）、问（四诊）、切（脉诊）；也必然也要根据上述理论。自然也包括药理、方理、针灸。

癌症是西医的一个病名。我没去考证西医从什么时间开始创建的这个病名。当年西医刚刚进入国门的时候，翻译其病名一般都是采用的中医的名称。比如肠寒病、炎症以及解剖学的五脏六腑名称，等等。这样做有一个好处，就是方便当时国人快速地接受西医。后来随着西医理论、诊断方法和检查设备的不断发展，并占据主要地位后，反手就把中医糟蹋了。人家不带中医玩了，人家自创病名了。癌症就是其一。天道好轮还，现在是我们中医要采取西医的病名了。不光是用病名，甚至治病理论都要参考西医，癌症也是其中之一。我们很多中医在临床过程中，不知不觉对中医理论的思考要去迎合西医的理论。比如说西医检查出来的是肝癌，好，我们好多中医处方全是怎么来疏肝解郁，软坚散结。

我读了很多中医对癌症治疗和认识的文章。有的学者提出癌症是中医理论的"毒"，创立了祛瘀排毒法。有的从癥瘕积聚论，有的从正气论。治疗思路无非是消癥散结，扶正气，温阳祛瘀，等等。用药要么是蝎子、蜈蚣、穿山甲、天龙守宫，要么就是半枝莲、百花蛇舌草等。为什么呢？是因为据现代中药药理学研究，这些药物具有抗肿瘤的功效。我看过很多中医开的方子，几乎全是这个路子，更有甚者，把上述治疗思路杂糅在一张方子上。我曾在一中医学习群见到一学友展示其所获一治癌症秘方，让我分析，看到这个秘方后，我非常惊讶，转录于下以飨诸君：人参 15g，白术 15g，黄芪 15g，木香 12g，川楝子 9g，龙眼肉 30g，炒酸枣仁 30g，昆布 12g，海藻 15g，龙眼肉 30g，桑椹 30g，川芎 10g，茯神 15g，盐知母 12g，蟾蜍 6g，壁虎 6g，三棱 15g，莪术 15g，制南星 9g，桃仁 15g，姜半夏 9g，藤梨根 20g，毛山慈菇 9g，白花蛇舌草 20g，半枝莲 15g，夏枯草 15g，瞿麦 15g，制黄精 15g，山药 30g，山萸肉 15g，泽泻 15g，丹皮 10g，石见穿 6g，生牡蛎 30g，红花 15g（后下），醋鳖甲 25g，玄参 15g，白屈菜 6g，土元 9g，大枣 20 枚，生姜 15g，杏仁 15g，浙贝 20g，沙参 15g。

前段时间有篇文章介绍一种西医治癌症的新疗法叫免疫疗法。很多中医坐不住了，"看看吧，这不就是中医的扶正气嘛！"这就是典型的既不明白中医"正气"的概念是什么，也不明白人家西医的"免疫疗法"的真相，就想当然地认为"正气"就是"人体免疫"。

癌症，西医的诊断方法是运用 CT 等诊断仪器观察到脏器的肿瘤，再辅助病理检测。在临床上有些肿瘤是可以触诊到的，但大多数是摸不到的。现在医学通过诊断仪器观察到脏器肿瘤可以归为我们中医的积或聚，《内经》《难经》经文中亦描述过五积。按这个角度去理解癌症是可以的。但是我们不能一见癌症，就把它等同于积聚，用攻毒散结、软坚散结类药物。这些套路思维，解决不了真正的问题。真正中医的思维是不论病情大小，都归于三阴三阳、四时五行、六经、五脏六腑。

现在中医对于癌症的认识和思考，往往局限在癥瘕积聚上，我在读《内经》时发现有一篇大论对癌症的拓展思考大有裨益，就是《内经》的最后一篇——《痈疽》："岐伯曰：经脉留行不止，与天同度，与地合纪。故天宿失度，日月薄蚀；地经失纪，水道流溢，草萱不成，五谷不殖；径路不通，民不往来，巷聚邑居，则别离异处。血气犹然，请言其故。夫血脉营卫，周流不休，上应星宿，下应经数。寒邪客于经络之中，则血泣，血泣则不通，不通则卫气归之，不得复反，故痈肿。寒气化为热，热胜则腐肉，肉腐则为脓。脓不泻则烂筋，筋烂则伤骨，骨伤则髓消，不当骨空，不得泄泻，血枯空虚，则筋骨肌肉不相荣，经脉败漏，熏于五脏，藏伤故死矣……黄帝曰：何谓疽？岐伯曰：热气淳盛，下陷肌肤，筋髓骨枯，内连五脏，血气竭，当其痈下筋骨、良肉皆毋余，故命曰疽。"

《素问·生气通天论》："苍天之气，清静则志意治，顺之则阳气固，虽有贼邪，弗能害也，此因时之序。故圣人传精神，服天气而通神明。失之则内闭九窍，外壅肌肉，卫气解散，此谓自伤，气之削也。"

《素问·金匮真言论》："八风发邪气，经风触五脏，邪气发病"。《外经微言》："雷公曰：人之五风，何以合天地乎？岐伯曰：五风者，心肝脾肺肾之风也。五脏虚而风生矣。故而，只有五脏自虚，则五经风生。经风为内风，八风为外风，两者相合而成病。故《内经》云：风者，百病之始也。"

为什么五脏会自虚？因为卫气运行出了问题。为什么又会外感八风？卫气运行出了问题。这在前面已经论述过了。我们中医号脉的依据是什么——"脉乃气血之先见"。四时脉法中的四时五行模型不就是"纪"卫气的运行规律，行经注脏腑，行阴行阳。（此处说的卫气运行包括卫气、营气、津液、血）。我们做的只是调和，帮助营卫，使五脏平衡，阴平阳秘，癌症治法也是如此。我在临床治癌症，首先考虑的是五脏之间的平衡状态，而不是只盯住肿瘤，要把肿瘤怎么样怎么样。这也是我十分反对把癌症等同于积聚，用攻毒散结、软坚散结类药物的原因，这种不辨病在脏在腑，不辨寒热，不辨邪之虚实贼微的方法，其实是套用西医思维的治疗方式。

我们再从《痈疽》《生气通天论》重新审视一下癌症。"寒邪伤络，卫气不通，当发痈肿"，如果由于各种原因导致寒邪伤络，卫气不通，却也不发痈肿。结果会是什么？有没有可能是内连脏腑，痈肿发于脏腑？再就是现在中医临床中，外发痈肿的病例比起以前少很多，为什么？真的就是单纯的卫生条件较以前改善了这么简单？与抗生素的滥用有没有关联性？淋巴癌病案中的小女孩马某，我接诊的时候问过既往史，她从小好发扁桃体炎，每次都是抗生素输液治疗；直到12岁那年犯扁桃体炎伴右颈部起了一个大肿块，输抗生素无效，去大医院确诊为淋巴癌！

中医诊百病讲究的是四诊合参。癌症是百病之一，因此对待癌症我们不能受到仪器检查结果的左右，而以点概全。淋巴癌病案中的马某，如果你只关注到 CT 显示的左右骶处的阴影，纠结于骨转移，而陷入"癌症→积聚→攻毒散结→软坚散结类药物"套路思维，那会延误和掩盖病机的。

本章列举的癌症案中有一例是西医所谓原发性肺癌，化疗后出现肝转移。那我们中医怎样来理解在癌症病程变化中，西医发现的形质上的转移现象？

《难经·五十三难》："曰：经言七传者死，间脏者生，何谓也？然：七传者，传其所胜也。间脏者，传其子也。何以言之？假令心病传肺，肺传肝，肝传脾，脾传肾，肾传心，一脏不再伤，故言七传者死也。间脏者，传其所生也。假令心病传脾，脾传肺，肺传肾，肾传肝，肝传心，是母子相传，竟而复始，如环无端，故曰生也。"

《外经微言》："十二经之火，皆后天之火也。后天之火非先天之火不化。十二经之火得命门先天之火则生生不息，而后可转输运动变化于无穷，此十二经所以皆仰望于命门，各倚之为根也。人身先生命门而后生心。心生肺，肺生脾，脾生肝，肝生肾，相合而相生也，亦相克而相生也。十二经非命门不生，正不可以生克而拘视之也。故心得命门，而神明应物也；肝得命门，而谋虑也；胆得命门，而决断也；胃得命门，而受纳也；脾得命门，而转输也；肺得命门，而治节也；大肠得命门，而传导也；小肠得命门，而布化也；肾得命门，而作强也；三焦得命门，而决渎也；膀胱得命门，而畜泄也。是十二经为主之官，而命门为十二官之主。有此主则十二官治。无此主则十二官亡矣。"陈士铎已说尽秘密，人体之所以能抵御外邪，全靠元气即命门之真火真水；《伤寒论》虽以营卫为纲六经结构来论病，但是你了解了营卫运行的真相后，就会发现仲景背后立观点就是三焦命门。这也是为什么《伤寒论》首篇要讲太阳病，而且太阳病篇的病变过程会涵盖六经病，即谓太阳之中自有三阴三阳。

按《外经微言》所论——"人身先生命门水火后，再生五脏"，也就是说五脏之中每脏都有命门水火的供养，即五脏藏精之意。癌症病邪入脏腑，邪气经久不治，脏腑精气衰，必然由一脏精气衰引起他脏精气衰，多脏精气衰，然后死亡。《内经》里论的五脏之间"病传所胜"和五脏间的"移寒"也是此意，区别只不过"病传所胜"与"移寒"在经文论述中依据的术理模型不同，路径不同。癌症转移，我们在临床中仔细观察其也有类似的规律，如肺癌转移大肠，肺癌转移肝。

我最近听到一句夸奖中医的话叫"西医让你明明白白的死，中医让你糊里糊涂的活"，有很多中医听到这句话还很高兴。我就纳闷了，我们中医诊病怎么就糊里糊涂了？理不明则辨病不准，辨病不准则施治不精，施治不精则方药不效。中医想要治好病，可不能"难得糊涂"！

第二节　失眠

《内经·邪客第七十一》："卫气者，出其悍气之慓疾，而先行于四末分肉皮肤之间而不休者也。昼日行于阳，夜行于阴，长从足少阴之分间，行于五脏六腑。今厥气客于五脏六腑，则卫气独卫其外，行于阳，不得入于阴。行阳则阳气盛，阳气盛则阳跷陷；不得入于阴。阴虚，故目不瞑……补其不足，泻其有余，调其虚实，以通其道而去其邪，饮半夏汤一剂，阴阳以通，其卧立至。"

"日出而作，日落而息"是一句俗语，但是却包含着睡眠的大秘密。睡眠背后的机理是什么？我们中医叫做"阳入阴"。很多人对睡眠的理解就到此为止了。那么请大家思考一下"阳入阴"这句话中"阳"指的是什么，"阴"指的是什么。"阳入阴"到底是怎么样的一个过程？因为《内经》里，中医的阴阳都是有实际所指的，并不是空泛的哲学概念，经文中记载的几个方子中就有一个治失眠的。"半夏秫米汤"中半夏降，秫米滑，用的还是扬百遍的长流水。其方义就是助阳入阴。

阳—卫气—六腑，阴—营血—五脏。气血是人体的一对大阴阳。阳入阴指的就是卫气入五脏。其实人体的生理病理在中医上用一个"营卫生会"几乎就可以都解释了。这也是《内经》教导我们的"审查卫气，知百

135

病母"。营卫运行有两种运行模式,一种是十二经的流注模式(肺寅大卯胃辰宫)以营气为主;另一种是子午流注,以卫气为主。《灵枢·营卫生会》:"人受气于谷,谷入于胃,以传与肺,五脏六腑皆以受气,其清者为营,浊者为卫,营在脉中,卫在脉外,营周不休,五十而大会。阴阳(营卫气)相贯,如环无端。卫气行于阴二十五度,行于阳二十五度,分为昼夜,故气至阳而起,至阴而止……夜半而(营卫气)大会,万民皆卧,名曰合阴。"

电影《长安十二时辰》中那位什么都不顾的打更的"博士"喊:"亥初!人定!"亥时就是营卫大会,万民皆卧,名曰合阴,这时候卫气循行由表入里(五脏),入的路径就是太阳经——阳跷——阴跷——足少阴肾经,就叫"阳入阴"。"人定"不就是睡觉吗?"阳不入阴"是失眠的总病机,"水火不济"是病因、病位,是少阴太阳的问题。除了太阳的"阳不入阴"外,其他六经的卫气运行障碍都能导致失眠,只不过除失眠外还兼见其他的各种临床病症表现。

病案一

孙某,女,42岁。

主诉:失眠,伴胃脘胀痛,3天。2018年5月27日来诊。

病史:患者自诉失眠多梦,梦多至夜间起夜再回床后,能接着前面的梦做下去。每次月经期则腰困痛,每逢情志郁怒则心下气聚,胃脘胀痛,大便时便溏,时便秘,面唇白,舌暗红,苔少。

脉时:己未日庚午时。

脉诊:肾得弦脉,脾部得缓大脉(肾实,脾虚)。

诊断:失眠。

方:白芍45g,五味子(碎)45g,当归15g,红参45g,熟地15g,酒大黄(后下)15g,生龙骨(先煎)5g,5剂。

[按]我们在研读中医理论时,在病机病因的推演上是逻辑清晰的。

但我们面对临床需要做诊断时，大多时候病人的病症表现是很复杂的，甚至搞得医师无从下手。本案四时脉象较乱，出现了多脏的虚实邪，但本方是小泻肝汤去了小泻肾汤加小补心汤再加红参，补心以制肺；红参，安神志，味甘又泻肾。

二诊，胃胀消失。余证同前。

脉时：庚午日甲申时。

脉象：肝洪脉。

方：生枣仁45g，麦冬45g，川芎15g，红参30g，知母30g，酒大黄（后下）15g，龙骨（先煎）15g，5剂。愈。

[按] 二诊方药味如下：生枣仁（酸）、麦冬（酸）、川芎（辛）、红参（甘）、知母（苦）、大黄（咸）、龙骨（咸）。前后两诊开的方子，在方义和结构上是一致的，不同之处是根据病人服药后的病症表现以失眠为主，故作药味的替换。

病人自述，二诊第一剂药服后，便睡眠好，大便好，洗车（患者是从事洗车工作的）从来没有这么有劲过。本案病人，我在问诊时有一个奇怪的临床表现，就是每次失眠发作时，便情志郁怒，胃脘胀闷难受。患者自己无意间捏胃脘部便觉轻快，捏处紫黑；因怕捏得疼痛，便让其老公用嘴嗑。有一次病情发作，其老公竟嗑出一滴血！患者很恐惧，怀疑自己得了咋嘛病（本地方言，现多指癌症类疾病），遂去医院从头到脚用仪器检查了个遍，西医没有发现任何器质性病变，身体正常，后建议去精神科开点"安定片"。病人未采纳西医建议，便找中医诊治，其就诊时必问医生关于胃脘部能嗑出血来这个问题，几个中医都表示从没听说过，服中药后效果不明显。我接诊时病人一开口也是问的同样问题，我当时稍作考虑，并从中医刺络放血疗法的角度解释了一番，病人顿觉心安，后服药病愈。看来我们医生不光临床诊治要做到"安神定志"，在面对惶惶不安的病人时也要使病人"安神定志"。

病案二

刘某，女，52岁。

主诉：失眠3个月。2019年3月8日来诊。患者自诉夜晚入睡困难，白天精神不振，诊见体瘦，舌尖生疮，便溏，舌红瘦，苔少。

脉时：甲辰日己巳时。

脉象：肝得沉脉，心得弦脉。

诊断：失眠。

方：生枣仁（碎）45g，川芎15g，玄参45g，红参30g，炙甘草30g，生地30g，5剂。（嘱，"安定"减至1片半）

[按] 3个月前因其子婚事告吹，生气上火，失眠，甚至彻夜不睡，荣军医院（精神病院）诊断其为轻度抑郁症，给其服"安定"，服至3片夜间始睡两个多小时。此方为酸枣仁汤加减，因本案病人就诊时间为己时，戊己时土旺四季，从四时脉法的诊断结果看，该患者出现了心的贼邪脉，但此贼邪脉并非是无胃气的真脏脉。病案中所用方剂是酸枣仁汤加减，把原方茯苓替换为人参，知母替换为玄参。《神农本草经》："人参，味甘，主补五脏，安精神，定魂魄，止惊悸。"陈士铎《本草新编》云："人参补肾中之火，乃真火，不可误认作心中之阳火。人参助水以生火，非克土以生土。"《名医别录》："玄参，味咸，无毒。主治暴中风、伤寒、身热支满、狂邪、忽忽不知人、温疟洒洒、血瘕、寒血，除胸中气，下水，止烦渴，散颈下核，痈肿，心腹痛，坚症，定五脏。"

二诊：服上药后第3天始见效，每天能睡5个小时，但服药后腹泻。

脉时：己酉日壬申时。

脉象：心见沉脉（心虚）。

方：上方去生地，加茯苓30g，5剂。（嘱，停"安定"）。

[按] 患者服上药有两个变化。一是心由贼邪变为虚邪，二是服药后腹泻。首诊时因药房熟地抓完，遂改生地代之，方中玄参性寒，生地性

寒，寒凉太过伤脾阳所致。

三诊：患者自诉停"安定"后，两晚彻夜未眠，第 3 天开始稍微睡着一会儿，但白天依旧精神不振。

脉：同上。

方：同上。（嘱，跟着老伴白天去放羊，走五里地。）

[按] 第三诊药服完后，其子来电说他妈妈已经能一天睡 6 个小时的好觉了，遂自行停药。

本案由头至尾用的是酸枣仁汤加减。《金匮要略》："虚烦，虚劳，不得眠，酸枣仁汤主之。"《金匮要略》方一般是伤寒愈后，脏腑虚损所用诸方。其实五脏自伤病也同样适用。

该病案患者因儿子婚事告吹而郁火，久之，心火浮游，水火不交，阳不入阴。故用玄参易知母，第一方加生地是补肾水之意，并用红参补虚，安五脏，定魂魄。

我在临床接诊的失眠患者中，发现但凡是服用过"安定"的病人治疗起来是很棘手的。因为很多患者光是停掉安定就需经历一个很痛苦的过程。本案患者在停药时便经历了两晚的彻夜不眠。其来复诊时讲：那两天两夜的不睡觉，整个人都不好了，见到家人邻居心里只有一种感觉——"聒噪"。如果不是中药在第三天起效，她就会扛不住而继续服用"安定"。

安定被我国列为"精神药品"，可见其不良反应之大，但对于单纯的失眠，西医没有好的办法。按西医理论对失眠的用药首先用不良反应小的如"佐匹克隆"，如果效果不好才用安定；可即便是"佐匹克隆"，如果连续用药的话，突然停掉也会出现停药综合征。但我们中医则不同，中医能认识到睡眠的机制，还能调节这个机制，轻症采取调节作息规律，睡前静坐、深呼吸等方法就能解决，如果还是失眠的话则用几剂汤药，何必要用"安定"呢？

病案三

郝某，女，51 岁。

主诉：失眠半年余，2019 年 2 月 12 日来诊。

病史：患者自诉停经半年，经常失眠，潮热汗出，心情悲伤，有时情绪失控，伴小便涩，尿频。诊见舌红苔少。

脉时：庚辰日甲申时。

脉象：肾浮脉，命门脉浮数（诊为肾虚）。

诊断：失眠。

方：熟地 45g，玄参 45g，红参 45g，丹皮 15g，生枣仁（碎）45g，当归 15g，川芎 15g，5 剂。

[按] 治疗失眠我用生枣仁，大家可能会有疑问，因为关于枣仁的功效业内一直流传着一句话：炒枣仁安神，生枣仁醒神。但是我更认可《本草新编》的论述："酸枣仁，味酸，气平，无毒。入心、肝、胆与胞络四经。宁心志，益肝胆，补中，敛虚汗，祛烦止渴，安五脏，止手足酸痛，且健筋骨，久服多寿。以上治疗，俱宜炒用，惟夜不能眠者，必须生用，或神思昏倦，久苦梦遗者，亦宜生用。或问酸枣仁之治心也，不寐则宜炒，多寐则宜生，又云夜不能寐者，必须生用。何其自相背谬耶？不知此实用药之机权也。夫人不寐，乃心气之不安也，酸枣仁安心，宜用之以治不寐矣。然何以炒用枣仁则补心也？夫人多寐，乃心气之大昏也。炒用，则补心气而愈昏；生用，则心清而不寐耳。夜不能寐者，乃心气不交于肾也；日不能寐者，乃肾气不交于心也。肾气不交于心，宜补其肾；心气不交于肾，宜补其心。用枣仁正所以补心也。补心宜炒用矣，何以又生用。不知夜之不寐，正心气之有余，清其心，则心气定，而肾气亦定矣，此所以必须生用。若日夜不寐，正宜用炒，而不宜用生矣。"陈士铎此论精当！

二诊：潮热汗出已愈，失眠症状稍好转。

脉时：乙酉日甲申时。

脉象：肾得洪脉，命门脉浮，不数。

方：同上。

三诊：除好悲易哭之外，余症皆愈。停药，嘱：多出门游玩，多与亲朋好友交流。

[按]大家都明白，这是一例更年期综合征患者。当时病人坐在我面前述诉病情的时候说，她整天觉得这辈子过得委屈，什么事都委屈，然后就哭，有时候哭完了能舒坦点，有时候哭完了就情绪失控，就故意摔东西，觉得电器太贵，就专门摔盘子、碗。她老公让她折腾得都瘦了好几斤，一度想送她去荣军医院（当地的精神病院）治疗。这是我遇见的比较严重的更年期综合征。关于女人的绝经期生理问题在《内经·上古天真论》有论："女子七七任脉虚，太冲脉衰少，天癸竭，地道不通，故形坏而无子也。"女人的月经由先天肾之水生成，肾之水（精）不只产生月经，而且还供养五脏六腑，也就是说，每一脏都有先天之水。

女子"七七"后，天癸绝，不光月经没了，五脏六腑之先天水火平衡亦打乱，所以出现诸多更年期的症状，有轻有重。主要表现在肾、肝、心。用药也是补后天之水。上方之中熟地、玄参，补水敛虚火，为君药。丹皮补心，清心火；枣仁、当归、川芎补肝，红参补中，养五脏，定魂魄。

其中潮热汗出的症状，不就是营卫失和导致的吗？本病患者失眠源于肝郁生心火，心火过旺而阳盛不入阴，这例是天癸绝，致水亏而不能敛火而导致的心火浮上而阳盛不入阴。

第三节　月经病

在中医妇科史上存在过一位泰斗级别的人物——傅山（1607—1684），明清之际道家、思想家、书法家、医学家。初名鼎臣，字青竹，改字青主，又有真山、浊翁、石人等别名，汉族，山西太原人。傅山推崇老庄之学，尤重庄学。后加入道教，自称为老庄之徒，自觉继承道家学派的思想文化传统。

傅青主对月经病的认识是首责于肾，兼顾肝脾冲任。云："经水乃天一之水，出肾经，至阴精有至阳之气，故色红，似血非血。以经水为血，千古之误。"句中"至阴精有至阳之气"实指肾与命门之水火。

《难经·三十六难》曰："脏各有一耳，肾独有两者，何也？然：肾两者，非皆肾也，其左者为肾，右者为命门。命门者，诸精神之所舍，原气之所系也，男子以藏精，女子以系胞，故知肾有一也。"

《难经·三十九难》曰："经言腑有五，脏有六者，何也？然：六腑者，正有五腑也。然五脏亦有六脏者，谓肾有两脏也，其左为肾，右为命门。命门者，谓精神之所舍也，男子以藏精，女子以系胞，其气与肾通，故言脏有六也。腑有五者，何也？然：五脏各一腑，三焦亦是一腑，然不属于五脏，故言腑有五焉。"

《外经微言》："肾中藏真水也。真水者，肾精也，精中有气（火）……少师曰：命门居水火中，属水乎？属火乎？岐伯曰：命门，火也。无形有气，居两肾之间，能生水而亦藏于水也……雷公问于岐伯曰：十二经各有一主，主在何经？岐伯曰：肾中之命门为十二经之主也。雷公曰：十二经最神者，心也。宜心为主，不宜以肾中之命门为主也。岐伯曰：以心为主，此主之所以不明也。主在肾之中，不在心之内。然而离心非主，离肾亦非主也。命门殆通心肾以为主乎。岂惟通心肾哉，五脏七腑无不共相贯通也。

《素问·刺禁论》云："岐伯曰：脏有要害，不可不察……鬲肓之上，中有父母，七节之旁，中有小心。小心者，亦指命门也。人特未悟耳。少师曰：命门为主，前人未言何也？岐伯曰：广成子云：窈窈冥冥，其中有神。恍恍惚惚，其中有气。亦指命门也。谁谓前人勿道哉。且命门居于肾，通于任督，更与丹田神室相接。存神于丹田所以温命门也。守气于神室所以养命门也。"

关于任督二脉的正确路径以及与肾、命门的关系论述请大家自己去读《外经微言·任督生死篇》，在此不做转录。《傅青主女科》所论病症尽管庞杂，但其辨病遣方无不离肾与命门，再兼顾肝脾，再观寒热虚实。让人惊奇的是月经病的脉象以四时脉法候之，必然的会出现肾脉与命门脉的虚实变化。还是那句话：中医不是经验医学，只要你掌握了正确的理论体系，那临床中的理法方药是一以贯之的，是标准的，是可复制的。

病案一

池某，女，36 岁。

主诉：月经量少，伴嗳气 3 天。2019 年 6 月 13 日来诊。

病史：月经量少，色淡，行经时短 2～3 天即止，近期时作胃气上逆，嗳气；患者平素体弱，易受风寒，寐差多梦，时感胸闷气短，舌质淡红，舌苔薄白。

脉时：辛巳日丙申时。

脉象：心见沉脉，脾得浮脉。总体脉细（心虚，脾虚）。

诊断：月经不调

方：红参 45g，生黄芪 45g，熟地 45g，桂枝 15g，五味子（碎）15g，丹皮 15g，白术 45g，5 剂。愈。

[按] 方义是大补脾汤加减。

病案二

邓某，女，40 岁。

主诉：经前小便不利，2019 年 6 月 22 日来诊。

病史：月经先期十余天，色黑有块，每遇行经前小便急赤热，平素色黄，时常失眠，易醒，醒后难以入睡；诊见舌质暗红，舌苔薄黄。

脉时：庚寅日辛巳时。

脉象：肾见弦脉，总体脉数（肾虚）。

诊断：月经不调。

方：生地 30g，玄参 30g，人参 30g，丹皮 15g，麦冬 15g，白芍 15g，黄柏 15g，车前子（包煎）15g，5 剂。

[按] 此方乃小补肾汤加减。

7月4日二诊，患者自诉服上药，效良。经前小便急赤热等症愈，唯失眠症状改善不明显。

方：上方白芍换为生枣仁15g，5剂。愈。

案例三

魏某，女，29岁。

主诉：闭经3个月，2019年6月7日来诊。

病史：闭经3个月，平素月经延期7～10天不等，面色暗，面颊潮红，时腰困不舒，心情烦躁，易怒；舌质淡白，舌尖瘀斑遍布。

脉时：乙亥日庚辰时。

脉象：肾见弦细脉，肺见洪脉，总体脉数（肾虚肺实）。

诊断：闭经。

方：熟地45g，淡竹叶45g，党参45g，丹皮45g，当归15g，白芍15g，川芎15g，巴戟肉15g，5剂。

[按] 此方是大补肾汤加减。

二诊，面颊潮红，心情烦躁易怒等症愈。

脉时：庚辰日庚辰时。

脉象：肾见弦脉。

方，上方去淡竹叶，加决明子45g，5剂。

[按] 决明子《神农本草经》中亦是属咸味。

6月26日月经来潮。后用金匮肾气丸善后。愈。

[按] 近些年来，我在临床上遇到青年女性闭经的情况很多，说起原因不外乎过分地长时间熬夜耗伤肾精，过分地追求精致生活带来的焦虑、肝郁和过分地减肥伤了胃气。本案闭经患者发病的主要原因是与采取了不正确的减肥方式——过分地节食有关。

《傅青主女科》："经云：女子七七而天癸绝，有年未至七七而经水先断者，人以为血枯经闭也，谁知是心肝脾之气郁乎！使其血枯，安能久延于人世。医见其经水不行，妄谓之血枯耳，其实非血之枯，乃经之闭也。且经原非血也，乃天一之水，出自肾中，是至阴之精而有至阳之气，故其色赤红似血，而实非血，所以谓之天癸。世人以经为血，此千古之误，牢不可破，倘果是血，何不名之日血水，而日经水乎！经水之名者，原以水出于肾，乃癸干之化，故以名之。无如世人沿袭而不深思其旨，皆以血视之。然则经水早断，似乎肾水衰涸。吾以为心肝脾气之郁者，盖以肾水之生，原不由于心肝脾，而肾水之化，实有关於心肝脾。使水位之下无土气以承之，则水溢灭火，肾气不能化；火位之下无水气以承之，则火炎铄金，肾气无所生；木位之下无金气以承之，则木妄破土，肾气无以成。倘心肝脾有一经之郁，则其气不能入於肾中，肾之气即郁而不宣矣。况心肝脾俱郁，即肾气真足而无亏，尚有茹而难吐之势。矧肾气本虚，又何能盈满而化经水外泄耶！经日'亢则害'，此之谓也。此经之所以闭塞有似乎血枯，而实非血枯耳。治法必须散心肝脾之郁，而大补其肾水，仍大补其心肝脾之气，则精溢而经水自通矣。方用益经汤。此方心肝脾肾四经同治药也。妙在补以通之，散以开之；倘徒补则郁不开而生火，徒散则气益衰而耗精；设或用攻坚之剂，辛热之品，则非徒无益，而又害之矣。"傅青主先师此论精当！

病案四

谢某，女，34岁。

主诉： 经间期阴道流血，2019年7月7日来诊。

病史： 近半年来，每次月经延期5天左右，经后10天左右复行，量少色暗，多血块，小腹时痛，手足凉；面色苍白，舌质瘦，淡白，舌苔剥落。

脉时： 乙巳日甲申时。

脉象： 肾见弦大脉，命门脉弦大，脾见浮脉（茹脉，肾实脾虚，失血脾伤）。

诊断：崩漏（漏下候）。

方：人参45g，茯苓45g，干姜45g，熟地15g，五味子（碎）45g，白芍15g，牡蛎15g，玄参15g，5剂。愈。

[按] 此乃崩漏病之"漏"，患者病程日久，加之一直看西医，西医诊断为经间期出血，开了中成药"云南白药胶囊"，服药无效。崩漏病之"崩"证则首要止血，再调脏腑；而"漏"证则无需止血，脏腑安则血自止。《诸病源候论·漏下五色俱下候》："漏下之病，由劳伤血气，冲任之脉虚损故也。冲脉、任脉为经脉之海，起于胞内；手太阳小肠之经也，手少阴心之经也，此二经之血，主上为乳汁，下为月水。冲任之脉虚损，不能约制其经血，故血非时而下，淋沥成漏也。五脏皆禀血气，虚则淋沥漏下，致五脏伤损。"

上方是大补脾汤加减，补脾则泻肾，加玄参，牡蛎是受敛命门浮游之火。"胃为肾之关"，脾虚日久，关门不利，相火妄行，迫血妄行；病机在脾胃，脉变也应之。

病案五

盛某，女，35岁。

主诉：头痛，眼眶痛3天，2020年3月5日来诊。

病史：患者行经后出现头痛，眼眶痛，周身乏力，右足跟自觉麻木不仁，连续3个月经周期月经延期7天左右，经量少，经色暗，舌质暗红，舌边有瘀点，苔薄白。

脉时：丁未日丙午时。

脉象：肺见缓脉，肾见缓脉，命门脉浮大（肾虚肺实）。

诊断：月经不调。

方：熟地45g，白术45g，红参45g，巴戟肉15g，五味子（碎）15g，川芎15g，五加皮15克，10剂。诸证愈。

[按]《傅青主女科》："妇人有经水后期而来多者，人以为血虚之病也，谁知非血虚乎！盖后期之多少，实有不同，不可执一而论。盖后期而来少，血寒而不足；后期而来多，血寒而有余。夫经本于肾，而其流五脏六腑之血皆归之，故经来而诸经之血尽来附益，以经水行而门启不遑迅阖，诸经之血乘其隙而皆出也，但血既出矣，则成不足。治法宜于补中温散之，不得曰后期者俱不足也。"

本案患者的所苦之处虽然在头痛等症，但问诊有月经不调史，治妇人病首要调经也，经调诸证随之自愈。

第五章 四时脉法与子午 流注针法的医案

子午流注针法出于《内经》。《灵枢·顺气一日分四时》："黄帝曰：以主五输奈何？藏主冬，冬刺井；色主春，春刺荥；时主夏，夏刺输；音主长夏，长夏刺经；味主秋，秋刺合。是谓五变，以主五输。黄帝曰：诸原安和，以致五输。岐伯曰：原独不应五时，以经合之，以应其数，故六六三十六输。"《灵枢·九针十二原》："黄帝曰：愿闻五脏六腑所出之处。岐伯曰：五脏五俞，五五二十五俞，六腑六俞，六六三十六俞，经脉十二，络脉十五，凡二十七气，以上下。所出为井，所溜为荥，所注为俞，所行为经，所入为合，二十七气所行，皆在五俞也。"这些经文就是论述流注五输穴的，脏腑各有井荥俞经合，六阳腑外加原穴为六，故而云六六三十六，不少后世医者俱认为流注法出自元代，内难不载，实乃井蛙之见，其实读懂《内经》就会知道其大量的论述刺法补泻都是针对五输穴来讲的，对于五输穴的规律运用就是子午流注法的内容。但是由于古人传承隐秘，子午流注法从元代始，呈现在世人眼前的已经是一个完备的技法，但是对于其根源原理却语焉不详。何若愚传下来的《子午流注针经》，只记载了半部流注即阳日阳时，阴日阴时的流注取穴；而夫妻合刺即阳日阴时，阴日阳时的流注取穴隐秘了；经过樊佳如先生的努力现已成功复原了隐秘的夫妻合刺取穴法，而"灵龟八法""刺原（穴）法"我们团队也在加紧整理并进行临床实践，日后也必定向读者公布。

四时五行模型是《内经》中的公理模型之一，诊法有四时五行，刺法也有四时五行。《灵枢》针法即是子午流注针法，这是无疑的。由此可推演出四时脉法与子午流注的术理结构是一致的。因此从子午流注针法对四时五行模型的运用可以窥视四时脉法的运用。子午流注是用的纳甲开穴法，就是用一天十二时辰所纳的天干来确定十二经络井荥输经合五腧穴的开穴规律。子午流注歌诀见表5－1。

表5－1　　　　　　　　　　子午流注表

六气	子	寅	辰	丑	卯	巳
五运	甲己	丙辛	戊癸	乙庚	丁壬	戊癸
日	甲（胆）	丙（小肠）	戊（胃）	庚（大肠）	壬（膀胱）	壬（三焦）
时	阳日阳时	阳日阳时	阳日阳时	阳日阳时	阳日阳时	阳日阳时
戌	甲日戌时胆窍阴					
申	甲申时纳三焦水	丙日申时少泽当				
午	壬午膀胱委中寻	丙午时受三焦木	戊日午时历兑先			
辰	庚辰经注阳溪穴	甲辰阳陵泉合长	戊辰气纳三焦脉	庚日辰时商阳居		
寅	戊寅陷谷阳明俞	壬寅经火昆仑上	丙寅小海穴安然	庚寅气纳三焦合	壬日寅时起至阴	
子	丙子时中前谷荥	庚子时在三间俞	甲子胆经阳辅是	戊子时居三里宜	壬子气纳三焦寄	壬子时起关冲
戌		戊戌内庭治胀康	壬戌膀胱寻束骨	丙戌小肠阳谷火	大肠庚戌曲池真	壬戌之时入三焦
甲			庚申荥穴二间迁	甲申时临泣为俞木	戊申时注解溪胃	庚申天井合肘外
午				壬午膀胱通谷之	丙午小肠后溪穴	戊午支沟经腕后
辰					甲辰胆脉侠溪荥	丙辰中渚俞后寻
寅						甲寅液门荥次陷

六气	午	申	戌	未	酉	亥
五运	乙庚	丁壬	甲己	丙辛	戊癸	戊癸
日	乙（肝）	丁（心）	己（脾）	辛（肺）	癸（肾）	癸（心包）
时	阴日阴时	阴日阴时	阴日阴时	阴日阴时	阴日阴时	阴日阴时
酉	乙日酉时肝大敦					
未	乙未时归心包水	丁日未时心少冲				
巳	癸巳肾宫阴谷合	丁巳时受包络火	己日巳时隐白始			
卯	辛卯经渠是肺经	乙卯肝经曲泉合	己卯血归包络止	辛日卯时少商本		
丑	己丑太白太冲穴	癸丑复溜肾水通	丁丑时合少海心	辛丑血纳包络准	中冲为井癸丑心	
亥	丁亥时荥少府心	辛亥太渊神门穴	乙亥中封内蠡比	己亥脾经阴陵泉	癸亥时井涌泉	癸亥血入心包
酉		己酉大都脾土逢	酉太溪太白原	丁酉心经灵道引	癸酉血纳包络连	曲泽为合肘里存
未			辛未时中鱼际取	乙未太冲原太渊	辛未肺经合尺泽	间使心经掌后间
巳				癸巳然谷何须忖	己巳商丘内踝边	大陵心俞腕后寻
卯					丁卯俞穴神门是	劳宫心荥手掌中
丑						乙丑行间穴必然

大家注意，上表罗列的只是子午流注的理论性的体例，针刺取穴不能机械地按照歌诀来用于临床，比如：甲日甲戌时，只开胆窍阴穴。子午流注的用法在养子时刻法，我们来看阎广明在《指微针赋注》中的阐述：

"养子时刻，注穴必须根据。养子时刻注穴者，谓逐时干旺气注脏腑井荥之法也。每一时辰，相生养子五度，各注井荥俞经合五穴。昼夜十二时，气血行过六十俞穴也。每一穴血气分得一刻六十分六厘六毫六丝六忽六秒，此是一穴之数也。六十穴共成百刻，要求日下井荥，用五子建元日时取之。设令甲日甲戌时，胆统气初出窍阴穴为井木，流至小肠为荥火，气过前谷穴注至胃为俞土，气过陷谷穴又并过本原丘墟穴。但是六腑各有一原穴，则不系属井荥相生之法，即是阴阳二气出入门户也。行之大肠为经金，气过阳溪穴，所入膀胱为合水，气入委中穴而终。此是甲戌时木火土金水相生五度（各）一时辰流注五穴毕也，他皆仿此。"这段注文很清楚地讲解了什么是养子时刻，所谓"养"即五行相生五度，所谓"子"是十二时辰，五行与地支时辰结合定义精气注入五输穴之中。

通过养子时刻，我们再推演得知：以甲日甲戌时为例，此时纳的天干为甲，按流注体例胆经开井穴，小肠经开荥穴，胃经开俞穴，大肠经开经穴，膀胱经开合穴。（注：子午流注针法的开穴分阳日阳时，阴日阴时，阳日阴时，阴日阳时；也就是说一时之中十二经皆有一个五腧穴开）

经文中"春夏秋冬"是五行的代名词，是十天干的代名词，是五脏的代名词，亦是井荥俞经合的代名词。这在《内经》《难经》里已经揭示了。

《难经·六十三难》："《十变》言，五脏六腑荥合，皆以井为始者，何也？然：井者，东方春也，万物之始生。诸蚑行喘息，蜎飞蠕动，当生之物，莫不以春生。故岁数始于春，日数始于甲，故以井为始也。"

《难经·六十五难》："经言，所出为井，所入为合，其法奈何？然：所出为井，井者，东方春也，万物之始生，故言所出为井也。所入为合，合者，北方冬也，阳气入脏，故言所入为合也。"

《灵枢·调经论》："五脏之道，皆出于经隧，以行血气，血气不和，百病乃变化而生，是故守经隧焉。"此处经遂指的就是五输穴。

我们再结合天干合脏腑的概念——甲胆乙肝丙小肠，丁心戊胃己脾乡，庚属大肠辛属肺，壬属膀胱癸肾藏，三焦亦向壬中寄，包络同归入癸方。

由此可得出如下对应关系。

井—木—春（时）—甲乙—肝胆；

荥—火—夏（时）—丙丁—心小肠；

输—土—长夏（时）—戊己—脾胃；

经—金—秋（时）—庚辛—肺大肠；

合—水—冬（时）—壬癸—肾膀胱。

这也是"时上有气，气上有时"；"时、气、穴"通过五行十天干归纳，描述，然后应用。同理，四时脉法的定四时亦是如此。

关于子午流注的原理不在这里过多地论述了，详细的可以去看本书著者之一樊佳如先生的微信公众号"岐扁之数"，那里有成系列的数十篇流注针刺的理论探索，下面的几个医案，是四时脉法与子午流注四时刺法的结合运用。

病案一

刘某，女，40岁。

主诉：左肩周痛，腰痛20余天，2019年6月27日来诊。

病史：患者左肩周痛，腰痛伴失眠，食差，胃脘时胀，舌红苔薄白。

脉时：乙未日壬午时。

脉象：肾得洪脉，肺得洪脉（肾实，肺微）。

针刺：肩痛，腰痛病在太阳经，取双至阴穴，加阳陵泉（筋会）针刺，平补平泻，留针半小时。

［按］乙未日壬午时，足太阳膀胱经开至阴穴。

方：红参45g，炙甘草45g，生地45g，炒枣仁（碎）15g，旋覆花（包煎）15g，川芎15g，枳壳15g，5剂。

二诊腰已不痛，不寐瘥，唯左肩逢阴天有痛感。

针刺：取前谷二穴针刺，平补平泻，留针半小时。

［按］辛丑日甲午时，手太阳小肠经开前谷穴。

方：上方去枣仁加桂枝15g，5剂。愈。

151

病案二

申某，男，46岁。

主诉：右眼视物模糊月余，2019年6月15日来诊。

病史：患者右眼视物模糊，目赤，迎风流泪；周身乏力，寐差，舌红，有裂纹，苔少。

脉时：癸未日丁巳时。

脉象：肝得滑洪脉，肺见浮脉（肺微，肝微）。

针刺：取双曲泉穴，平补平泻，留针半小时。

[按] 本时肝经合穴曲泉开。

方：麦冬30g，当归30g，熟地30g，泽泻15g，制附子15g，决明子15g，丹皮15g，5剂。

二诊：戊子日，丁巳时，针曲泉双穴，方同上，5剂。

三诊：癸巳日，丁巳时，针曲泉双穴。停汤药。

四诊：戊戌日，丁巳时，针曲泉双穴。

四诊后，申某来电告知，右眼已不模糊，唯盯电脑稍久，则眼干涩不舒。余告之已愈，停针，常服石斛夜光丸。

病案三

余某，男，47岁。

主诉：腰痛1年，2019年6月21日来诊。

病史：患者自诉腰痛，左下肢麻木不仁，伴肌肉轻微萎缩，时烦易怒，17年前患腰椎间盘突出病，经治疗后腰痛愈，1年前腰痛复发至今。诊见舌淡红，边有齿痕，苔薄白。

脉时：己丑日己巳时。

脉象：肝得浮脉，肾得浮散脉，命门脉浮散（肝实，肾实，命门元气虚）。

方：熟地45g，玄参45g，红参45g，麦冬15g，桂枝15g，沙参15g，大枣 12 枚，5 剂。

二诊：脉时：丁酉日甲辰时。

脉象：肾得弦脉，命门脉已不浮，但脉数。

方：上方去大枣加炙甘草 15g。

针刺：选委中穴（双）加胃经原穴冲阳穴（双），针刺，平补平泻，留针半小时。

[按] 丁酉日甲辰时，足太阳膀胱经合穴委中穴开穴。

三诊：壬寅日甲辰时，脉同上，针穴同上，方同上。

四诊：丁未日甲辰时，脉同上，针穴同上，方同上。左下肢已不麻，腰痛愈。

五诊：脉时：壬子日甲辰时。

脉象：脾脉缓大，余部合时。

针同上，方同上。

六诊：停药，左下肢肌肉萎缩减轻。

丁巳日甲辰时，脉同上，针同上。

后又依开穴规律，连续针 7 次。肌肉萎缩已愈。

[按] 本案是腰痛病例，17 年前患者在海鲜冷库厂工作，于暑天光着膀子进出冷库工作中突发腰痛，经西医诊断为腰椎间盘突出，做过牵引治疗加服止痛药无效，后又从医嘱回家躺硬板床休息无效。患者无奈找当地中医采取整骨手法加服用汤药治疗，腰痛愈。2018 年腰痛复发，去医院拍片诊断同前，患者与医院主诊医师交流时讲过以前中医治疗经历，该医师痛斥中医传统正骨手法对腰椎间盘突出症的治疗风险与损害。随手开些止痛与营养神经的药物，嘱其卧床休养便是。随着腰痛加剧，患者并出现下肢肌肉萎缩的情况，该医生力劝患者手术治疗，患者未从。

腰椎间盘突出症临床上有个特点，就是患者稍不注意便会复发，此病的病因简单——劳伤。现在很多中医都接受通过仪器发现的此病表现——纤维环破裂，髓核流出。本人也接受这个"表现"，但我们中医对此病的施治不能按照这个"表现"来套用中医的理论，如肾主骨，发现纤维环破裂你就一门心思去补肾壮骨，活血通络。还是那句话我们中医不能套用西医思维。

病案四

孙某，女，51 岁。

主诉：脱肛 3 周，肩痛时发时作 2 月余。2019 年 6 月 19 日来诊。

病史：患者自诉脱肛 3 周，上肢稍平举后展则双肩周痛甚，诊见舌暗红，苔少。

脉时：丁亥日戊申时。

脉象：肺见浮脉，脾见沉脉（脾虚，肺虚）。

针刺：针小海双穴加阳陵泉双穴，平补平泻，留针半小时。

[按] 丁亥日戊申时手太阳小肠经合穴开。

方：黄芪 30g，红参 30g，桂枝 30g，白芍 30g，炙甘草 10g，熟地 10g，3 剂。诸症愈。

病案五

郭某，女，51 岁。

主诉：腰痛 1 天，2019 年 11 月 10 日来诊。

病史：患者自诉腰痛 1 天，坐不敢起，夜不敢翻身，诊见舌质淡红，苔薄白。

脉时：辛亥日壬辰时。

脉象：心见缓脉，肾脉弦细（心虚，肾本经自病）。

针刺：取至阴穴双穴，针刺，平补平泻，留针半小时，右穴起针后出暗黑血几滴。

[按] 辛亥日壬辰时，足太阳膀胱经井穴开。

方：桂枝 15g，白芍 15g，炙甘草 5g，丹参 15g，狗脊 15g，3 剂。

[按] 服药后第二天下午患者来电服药后，腰已不疼，愈。

图书在版编目（ＣＩＰ）数据

扁鹊医学探源：四时脉法 / 樊佳如，吕俊知著. —长沙 ：湖南科学技术出版社，2021.7（2021.11重印）

ISBN 978-7-5710-0947-2

Ⅰ．①扁… Ⅱ．①樊… ②吕… Ⅲ．①脉诊 Ⅳ.①R241.2

中国版本图书馆CIP数据核字(2021)第078766号

BIANQUE YIXUE TANYUAN——SISHI MAIFA

扁鹊医学探源——四时脉法

著　者：樊佳如　吕俊知

责任编辑：王跃军

出版发行：湖南科学技术出版社

社　址：长沙市芙蓉中路一段416号泊富国际金融中心

网　址：http://www.hnstp.com

湖南科学技术出版社天猫旗舰店网址：

　　　　　http://hnkjcbs.tmall.com

邮购联系：本社直销科 0731-84375808

印　刷：长沙超峰印刷有限公司

　　　　（印装质量问题请直接与本厂联系）

厂　址：宁乡市金洲新区泉洲北路100号

邮　编：410600

版　次：2021年7月第1版

版　次：2021年11月第2次印刷

开　本：710mm×1000mm　1/16

印　张：10.5

字　数：147千字

书　号：ISBN 978-7-5710-0947-2

定　价：69.00元